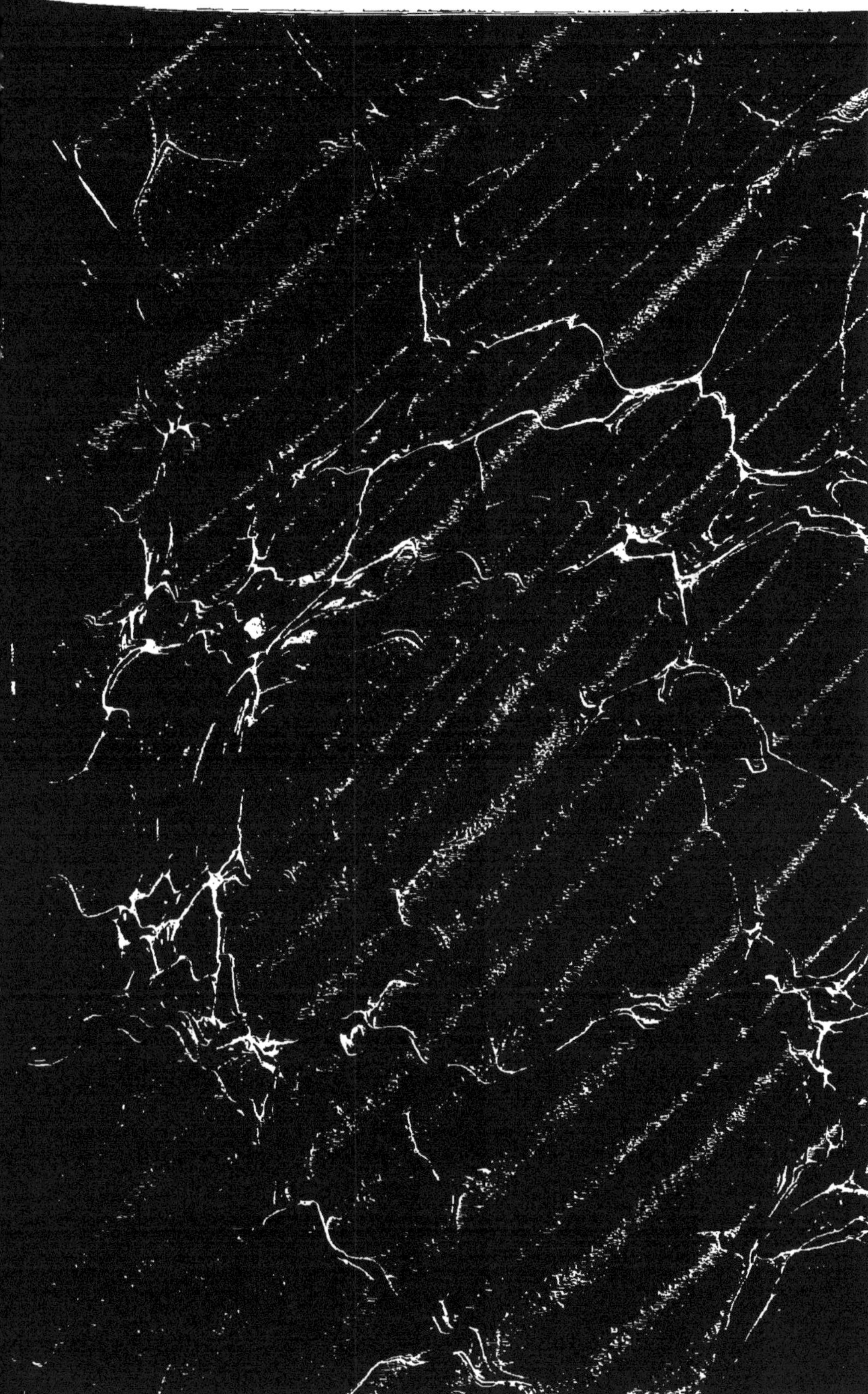

ANATOMIE

SYNOPTIQUE.

PARIS. IMPRIMÉ PAR BÉTHUNE ET PLON.

ANATOMIE SYNOPTIQUE,

OU

RÉSUMÉ COMPLET

D'ANATOMIE

DESCRIPTIVE

DU CORPS HUMAIN,

comprenant l'Exposition succincte de toutes les Aponévroses;

PAR J.-N. MASSE,

DOCTEUR-MÉDECIN, PROFESSEUR D'ANATOMIE.

PARIS,

LIBRAIRIE DE MÉQUIGNON-MARVIS FILS, ÉDITEUR,

3, RUE DE L'ÉCOLE DE MÉDECINE.

—

1844

PRÉFACE.

La connaissance du corps de l'homme, indispensable pour le médecin, exige de longs et pénibles travaux. Le besoin de résumés se fait sentir dans l'étude de l'anatomie plus encore que dans celle de toute autre science. Les traités, nécessaires en présence du cadavre, ne peuvent rappeler promptement des objets très-nombreux, et une infinité de détails. Les élèves ont recours à des manuels, et souvent ils se dispensent de consulter d'autres ouvrages. Or les manuels sont trop longs comme résumés, et trop courts comme ouvrages classiques.

L'idée d'exposer une science tout entière en quelques tableaux est ingénieuse; mais ces tableaux sont, ou incomplets, ou très-étendus et très-compliqués. Dans le premier cas, ils sont à peu près inutiles; dans le second, l'expérience prouve qu'on s'en fatigue et qu'on les abandonne promptement. L'esprit et les yeux s'égarent dans des divisions trop nombreuses. J'ai pensé qu'il serait, au contraire, très-utile de résumer toute l'anatomie en tableaux plus nombreux, peu étendus, très-simples et faciles à consulter. Chacun rappellera complétement des descriptions très-longues et très-détaillées qu'il est presque impossible, sans artifice, de saisir dans leur ensemble et qui échappent à la meilleure mémoire. Un grand nombre d'élèves auxquels j'ai communiqué ceux que j'avais composés pour moi seul, m'ont assuré qu'ils leur avaient été d'un grand secours : c'est surtout ce témoignage qui m'a décidé à publier une *Anatomie synoptique*. Elle n'aura point le grave inconvénient de distraire les élèves de l'étude des ouvrages classiques, et j'ose croire qu'elle en sera le puissant auxiliaire. D'ailleurs, quand la méthode synoptique m'a paru insuffisante, j'y ai renoncé et j'ai donné des descriptions succinctes.

Les différents points de vue sous lesquels on étudie un organe n'ont pas la même importance dans les différentes branches de l'anatomie. Les considérations principales sont : dans l'ostéologie, les points d'insertion pour les ligaments et les muscles ; les trous qui donnent passage à des parties venant des cavités ; les caractères qui distinguent certains os de ceux qui appartiennent à un même système, etc. ; dans la syndesmologie et la myologie, les attaches ; dans la splanchnologie, la structure ; dans l'angéiologie et la névrologie, l'origine, les grandes divisions et la distribution. Ce sont elles qui doivent surtout faire l'objet des résumés. Les autres, ou s'en déduisent naturellement, ou ne sont que secondaires, ou se retiennent pour ainsi dire d'elles-mêmes, et la méthode les retrouve toujours au besoin pour les faire entrer dans une description complète.

J'ai suivi, en général, les divisions communes, celles qui me sont propres ne coûteront à l'esprit aucun effort pénible. Voulant surtout bien rappeler les objets qu'on oublie, j'ai souvent négligé ceux qui sont dans toutes les mémoires et n'ont point besoin d'être rappelés. J'ai préféré, autant que possible, dans l'énumération des parties, l'ordre de position. Il est le seul naturel et le plus propre à faire retenir les rapports.

Dans l'ostéologie, j'ai ajouté à l'énumération des os les circonstances principales de conformation et les caractères distinctifs de ceux qui forment des systèmes.

J'ai indiqué avec soin les attaches des muscles : c'est le point capital, et j'affirme que l'élève qui voudra d'abord les étudier exclusivement apprendra ensuite la myologie avec promptitude et sans peine.

On pourra se faire une idée juste de l'aponévrologie en lisant cet ouvrage. On y trouvera, non pas seulement l'indication synoptique, mais l'exposition succincte de toutes les aponévroses, des

fascias et ligaments que quelques anatomistes se sont plu à multiplier.

Dans la splanchnologie , je me suis borné à présenter la structure et, parmi les circonstances principales de conformation extérieure, celles qu'on néglige ordinairement. A l'occasion de la bouche, j'ai donné les caractères des dents avec plus d'exactitude
qu'on ne l'a fait jusqu'ici.

J'ai ajouté à l'indication des nerfs les noms des organes auxquels ils se distribuent, à cause de l'inexactitude qui règne sous
ce rapport dans beaucoup d'ouvrages.

Les détails surabondants de la méthode descriptive rendent le
plus souvent stérile l'étude du système nerveux. Multipliés à l'in-
fini sur la conformation extérieure et sur les rapports de position,
ils font négliger les idées d'ensemble et d'unité sans lesquelles
toute science est impossible. Des hommes judicieux ont, à plusieurs époques, fixé leur attention sur la structure et sur les connexions; mais leurs travaux, tour à tour repris et oubliés, toujours perdus parmi les descriptions de situation, de forme, de
direction, de volume, de faces, de bords, d'extrémités, de rapports, etc., n'avaient jamais été sanctionnés par un examen suivi
et par une approbation constante et générale. Gall eut la gloire
d'imprimer à l'anatomie du centre nerveux une direction puis-
sante et féconde. On a renoncé avec raison aux questions
d'origine, de génération et de renforcement dont il l'avait
embarrassée ; et depuis, la science a fait des progrès ra-
pides et assurés. Parmi les travaux des savants nationaux et
étrangers qui l'ont éclairée, on doit citer avec honneur ceux de
MM. Leuret et Foville. J'ai mis à profit leurs recherches pour
élever l'édifice cérébral. J'ai voulu présenter avec précision et
clarté les circonstances principales de conformation, la structure et les connexions. Si je ne me trompe, j'aurai servi la
science en faisant quelques observations nouvelles , en préci-
sant les faits fondamentaux, en les dégageant de mille considérations qui empêchent d'en saisir la liaison et l'importance ; en
ramenant à l'unité des parties qu'un examen superficiel avait
divisées. N'est-ce pas un peu légèrement qu'on a déduit certains
actes de quelques lésions observées sans avoir égard à la struc-

ture? Si la physiologie du cerveau doit faire un jour quelques progrès, n'est-ce pas en s'appuyant sur une base à la fois plus anatomique et plus philosophique, en recherchant les actes des parties que la forme distingue mais que la structure et la continuité identifient?

L'*Anatomie synoptique* et l'atlas que j'ai publié dernièrement sont deux ouvrages indépendants. Néanmoins, ils sont destinés à se prêter un mutuel secours.

ANATOMIE SYNOPTIQUE.

ANATOMIE.
DIVISION

- ANATOMIQUE. Ostéologie, syndesmologie, myologie, aponévrologie, splanchnologie, angéïologie, névrologie.
- PHYSIOLOGIQUE.
  - Organes de la vie de relation :
    - De la locomotion.
    - De la voix.
    - De la sensibilité.
  - Organes de la vie de nutrition :
    - De la digestion.
    - De la respiration.
    - De la circulation.
    - De l'absorption.
    - Des sécrétions.
  - Organes de la génération.

OSTÉOLOGIE.
- Os en général.
- Os en particulier.

OS EN GÉNÉRAL.

DÉFINITION. Corps dur et organisé.

NOMENCLATURE. Bases : situation, similitude, grandeur, circonstances de conformation, noms d'auteurs.

NOMBRE. 198.

SITUATION. Toujours profonde.

FIGURE. .
- Os longs ; triangulaires dans leur partie moyenne, renflés à leurs extrémités.
- Os larges ; carrés, triangulaires, losangiques, arciformes, etc.
- Os courts ; cubiques, pisiformes, semilunaires, etc.

DIRECTION
- Os longs ; courbure dans le sens de la longueur et courbure de torsion.
- Os larges. La plupart sont recourbés pour former des cavités.

VOLUME. Os longs, larges, courts.

POIDS. Variable.

DENSITÉ. Plus grande que celle des autres tissus.

RÉGIONS. Faces, bords, extrémités.

EMINENCES.
- Articulaires ; dentelures, têtes, condyles, etc.
- Non-articulaires ; bosses, éminences mamillaires. Protubérances ou tubérosités, épines ou apophyses épineuses. Lignes, crêtes. Apophyses clinoïdes, ptérygoïdes, mastoïdes, zygomatiques, styloïdes, coronoïdes, odontoïdes, coracoïdes, mastoïdes, etc

CAVITÉS

STRUCTURE.

COMPOSITION CHIMIQUE.

OSTÉOGÉNIE.

NUTRITION.

USAGES.

CAVITÉS.
Articulaires. Cotyloïdes, glénoïdes, etc., alvéoles?
Non-articulaires. Fosses, sinus, cellules. Gouttières, coulisses. Sillons, rainures. Échancrures. Trous, trous déchirés, hiatus, fentes, fissures. Conduits ou canaux. Impressions, empreintes.

STRUCTURE.
Tissu osseux, compacte, spongieux, réticulaire. Canal médullaire des os longs. Canaux vasculaires.
Périoste externe. — Périoste interne ou membrane médullaire. Moelle et suc médullaire.
Artères
  de la membrane médullaire des os longs. (Nourricières des auteurs.)
  du tissu spongieux.
  périostiques.
Veines
  Satellites des artères.
  Canaux veineux de Dupuytren.
Vaisseaux lymphatiques.
Nerfs, tissu cellulaire.

COMPOSIT. CHIMIQUE. ÉLÉMENTS.
Organiques : gélatine, matière animale insoluble
Inorganiques : phosphate, carbonate et fluate de chaux ; phosphate de magnésie ; soude et hydrochlorate de soude.

OSTÉOGÉNIE.
État muqueux, masse homogène dans laquelle tous les organes sont confondus.
État cartilagineux. Il paraît se développer à la fois dans toutes les parties du squelette et dans toutes les parties de chaque os.
État osseux.

ÉTAT OSSEUX.

Époques de l'ossification.
Le 20e jour, commencement d'ossification dans les os dont les fonctions sont précoces : clavicule, mâchoire inférieure ;
Du 30e au 4e, — dans les grands os, colonnes de l'édifice : fémur, humérus et tibia ;
Du 4e au 55e, — dans les os des cavités et dans le reste des grands os : portion canaliculaire des vertèbres, péroné, omoplate, os iliaque, os du nez, os malaires, palatins, métacarpiens, etc., etc. ;

Phénomènes.
A la naissance, — dans une seule épiphyse, celle de l'extrémité inférieure du fémur ;

Marche.
Plus tard, à des époques différentes, dans les épiphyses complémentaires ;
De 20 à 25 ans, complément de l'ossification.

Suite de l'ÉTAT OSSEUX.	Phénomènes de l'ossification.		Densité et couleur jaune du cartilage. Transformation du cartil. en tissu cellul. Développement de vaisseaux rouges. Ossification par un point central, spongieux et pénétré de sang.
	Marche de l'ossification.	dans les os longs.	Trois points primitifs d'ossification : un pour le corps ou diaphyse, un pour chaque épiphyse.—Quelquefois des points complémentaires. Réunion et soudure par l'extension des épiphyses et par l'allongement de la diaph.
		dans les os larges.	Point central, et épiphyses marginales quelquefois. Développement du point central par irradiation.— Fontanelles du crâne. Séparation du tissu osseux en deux lames ou tables de tissu compacte et en tissu spong. interméd., *diploé*. Soudure par l'élongation des bords et des épiphyses marginales.
		dans les os courts.	Semblable à eelle des extrémités des os longs.

NUTRITION.	Par intussusception, on interstitielle. Par juxtaposition ou par le travail d'ossification progressive dans la partie du cartilage qui fait suite à ses parties ossifiées.
USAGES.	Servir de soutiens, et former par leur réunion la charpente du corps humain ou le squelette. Former des cavités protectrices. Donner des attaches aux muscles.
OS EN PARTICULIER	DE LA COLONNE VERTÉBRALE. DE LA TÊTE. DU THORAX OU DE LA POITRINE. DU MEMBRE THORACIQUE. DU BASSIN. DU MEMBRE ABDOMINAL.

OS DE LA COLONNE VERTÉBRALE OU VERTÈBRES.	Caractères communs.	Corps.	Surfaces articulaires. Deux rondelles épiphysaires ; facettes costales ou prolongements costaux.
		Parties latérales et postérieures.	Pédicules de jonction avec le corps. Lames, et apoph. épineuses. Apophyses articulaires. Éminences ou empreintes d'insertion (apoph. transverses dans la région dorsale).
			Trou résultant de l'union du corps avec les parties latérales et postérieures.
	Caractères particuliers aux vertèbres.		Cervicales. Dorsales. Lombaires.

Vertèbres cervicales.

Communes.

Corps. Crochets latéraux des surfaces articulaires, dus à la saillie des prolongements costaux. Prolongements costaux unis aux masses latérales.

Pédicules formant avec les prolongements costaux le trou de l'artère vertébrale.

Lames longues, étroites, minces, inclinées et imbriquées.

Apophyses épineuses horizontales, bituberculeuses.

Apophyses articulaires à faces planes, inclinées de 45 degrés.

Tubercules ou empreintes d'insertion placées sur les apophyses articulaires inférieures.

Trou triangulaire; diamètre transverse prédominant.

Atlas.

Arcs, antérieur et postérieur.

Masses latérales considérables. Surfaces articulaires horizontales, résultant des apophyses articulaires communes réunies aux pédicules transformés en surfaces articulaires.

Trou divisé en deux parties par un ligament transverse.

Axis. Apophyse axiforme ou odontoïde. Apophyses articulaires supérieures unies aux pédicules transformés en surfaces articulaires, etc.

7ᵉ vertèbre cervicale. Apophyse épineuse proéminente.

Vertèbres dorsales.

Communes.

Corps à demi-facettes latérales, articulaires.

Pédicules aplatis transversalement.

Lames courtes, larges, verticales.

Apophyses épineuses, obliques, unituberculeuses.

Apophyses articulaires à facettes planes, verticales.

Apophyses d'insertion, transverses, grosses, déjetées en arrière, articulaires.

Trou ovalaire.

1ʳᵉ. Crochets latéraux des vertèbres cervicales. Facette articulaire entière et une demi-facette.

10ᵉ. Une seule demi-facette articulaire de chaque côté.

11ᵉ. Facettes articulaires entières. Apophyses d'insertion, petites, tuberculeuses, non articulaires.

12ᵉ. Apophyse épineuse horizontale, quadrilatère. Apoph. articulaire inférieure à surface courbe. Les autres caractères sont ceux de la 11ᵉ et ceux des vertèbres lombaires.

Vertèbres lombaires.

Communes.
Corps à prolongements costaux confondus avec les pédicules.
Pédicules élargis transversalement, aplatis de haut en bas.
Lames très-courtes, très-épaisses, verticales.
Apophyses épineuses, horizontales, quadrilatères.
Apophyses articulaires, fortes, verticales, ovalaires, courbes; les supérieures dirigées en dedans, les inférieures en dehors.
Tubercule d'insertion placé sur les apophyses articulaires supérieures.
Trou triangulaire, à diamètre transverse peu prédominant.

5e.
Coupe oblique de la face inférieure du corps.
Apophyse épineuse, petite, tuberculeuse, contournée.
Apophyses articulaires inférieures, planes, dirigées en avant.

OS DE LA TÊTE.

Du crâne.
Os réguliers.
Impairs. Occipital, sphénoïde, ethmoïde, coronal.
Pairs. Temporaux, pariétaux.
Os irréguliers. Os Wormiens.

De la face. Maxillaires supérieurs, palatins, malaires, cornets inférieurs, os propres du nez, unguis ou lacrymaux, vomer, maxillaire inférieur, os hyoïde.

OS DU THORAX.
Vertèbres dorsales.
Sternum. *Manubrium.* Appendice xiphoïde.
Côtes.

Côtes.
Communes. Tête à deux facettes, col, tubérosité; angle, courbure de torsion; gouttière pour les vaisseaux, etc.
1re, tête à une facette, point d'angle, tubercules d'insertion des scalènes, largeur considérable, peu de longueur, etc.
2e, angle peu prononcé, point de courbure de torsion, etc.
11e, tête à une facette, point de tubérosité, angle et gouttière peu marqués, extrémité antérieure mince.
12e, tête à une facette, point de tubérosité, ni d'angle, ni de gouttière; extrémité antérieure mince et pointue.

OS DU MEMBRE THORACIQUE.
De l'épaule. Clavicule et omoplate.
Du bras. Humérus.
De l'avant-bras. Cubitus et radius.
De la main.
Carpe.
1re rangée. Scaphoïde, semi-lunaire, pyramidal, pisiforme.
2e rangée. Trapèze, trapézoïde, grand os, os crochu.
Métacarpe. 5 os.
Doigts. Phalanges, phalangines, phalangettes.

OS DU BASSIN. Sacrum, coccyx, os coxaux ou iliaques.

1*

OS DU MEMBRE ABDOMINAL

- De la cuisse. Fémur.
- De la jambe. Tibia et pérone.
- Du pied.
  - Tarse. Astragale, calcanéum, scaphoïde, cuboïde, 3 os cunéiformes.
  - Métatarse. 5 os.
  - Orteils. Phalanges, phalangines et phalangettes.

ARTHROLOGIE.

- ARTICULATIONS EN GÉNÉRAL.
- ARTICULATIONS EN PARTICULIER

ARTICULATIONS EN GÉNÉRAL.

MOYENS D'UNION.
- Chairs. Syssarcoses.
- Cartilages. Synchondroses.
- Membranes. Méningoses.
- Ligaments. Synévroses. Ligaments funiculaires, rubanés, membraneux, capsulaires, jaunes ou élastiq.

MOYENS DE GLISSEMENT. Membranes synov., tissu synov. ou adip.

CARTILAGES.
- Articulaires, d'incrustation.
- Interarticulaires.

SURFACES.
- Continues et immob., synarthroses.
  - Suture.
    - Dentée.
    - Ecailleuse.
    - Harmonique.
  - Schyndylèse.
- Continues et mobiles, amphiarthroses.
- Contiguës et mobiles, diarthroses.
  - Énarthroses.
  - Condylarthroses.
  - Trochléarthroses.
  - Trochoarthroses.
  - Artic. par emboîtem. réciproque.
  - Arthroses.

MÉCANISME.
- Articulations immobiles.
- Articulat. mobiles.
  - 1er genre. Tous les mouvements.
  - 2e — Tous, moins la rotat.
  - 3e — Opposition.
  - 4e — Rotation.
  - 5e — Glissement.
  - 6e — Rapprochem. et écart.

CLASSIFICATION
- des anciens. Bases : moyens d'union. (*Voy.* plus haut.)
- de Galien.
  - Synarthroses.
    - Suture.
      - Écailleuse.
      - Dentée.
    - Harmonie.
    - Schyndylèse.
    - Gomphose.
  - Diarthroses.
    - Énarthrose.
    - Arthrodie.
    - Ginglyme.
      - Angulaire.
        - Parfait.
        - Imparfait.
      - Latéral.
        - Simple.
        - Double.
  - Amphiarthroses ou symphyses.
- de Bichat. *Voy.* MÉCANISME.
- de Cruveilhier. Bases : surfaces articulaires.

ARTICULATIONS EN PARTICULIER.
- DE LA COLONNE VERTÉBRALE.
- DE LA TÊTE.
- DU THORAX.
- DU MEMBRE THORACIQUE.
- DU BASSIN.
- DU MEMBRE ABDOMINAL.

ARTICULAT. DE LA COLONNE VERTÉBRALE.

Communes.
- Du corps.
  - Ligament vertébral antérieur et fibres supplémentaires.
  - Ligam. vertéb. post^r et expansions latérales.
  - Disques fibro-gélatin.
- Des parties latérales et postérieures.
  - Ligam. de la nuque (surépineux cervical).
  - Lig. surépin. commun.
  - Ligaments interépin
  - Ligaments jaunes.
  - Ligaments capsulaires.
  - Membranes synoviales, surfaces articulaires.

Des deux premières vertèbres entre elles et avec l'occiput.
- Partie antérieure.
  - Ligaments axoïdo-atloïdien ant^r et occipito-atloïdien aut^r.
  - Ligam. occipito-axoïdien.
  - Ligament transverse et prolongem. sup^r et inf^r.
  - Ligam. odontoïdiens.
  - 2 membranes synoviales pour l'apophyse odontoïde et surfaces artic.
- Parties latérales et postérieures.
  - Membran. axoïdo-atloïdienne et occipito-atloïd. (Elles remplacent les ligam. jaunes.)
  - Ligam. latéraux de l'occipital et de l'axis.
  - Ligam. capsulaires et membranes synoviales des condyles de l'occipital et de l'atlas.
  - Ligam. capsulaires et membranes synoviales des surfaces articulaires de l'atlas et de l'axis.

De la colonne vertébrale avec les côtes.
De la colonne vertébrale avec le bassin.

Articulations de la colonne vertébrale avec les côtes.
- Costo-vertébrales.
  - Ligament rayonné.
  - Ligament interosseux.
  - 2 membranes synoviales et 4 surfaces articulaires.
- Costo-transversaires.
  - Ligaments costo-transversaires post^r, ant^r et inf^r.
  - Membrane synoviale, etc.

Articulations de la colonne vertébrale avec le bassin.
- Moyens d'union et de glissement des articulations communes des vertèbres.
- Ligament sacro-vertébral.
- Ligament iléo-lombaire.

ARTICULATIONS DE LA TÊTE.
- Du crâne : sutures
  - dentées à la voûte.
  - écailleuses sur les côtés.
  - harmoniques à la base.
- De la face. Sutures harmoniques et schyndylèses.
- Du crâne avec la face.
  - Avec la mâchoire supérieure. Sutures harmoniques.
  - Avec la mâchoire inférieure. Art. temporo-maxillaire.
    - Ligaments latéraux, interne et externe.
    - Ligament stylo-maxillaire.
    - Ligament ptérigo-maxillaire.
    - Fibro-cartilage.
    - 2 membranes synoviales.
  - Avec l'os hyoïde. Ligament stylo-hyoïdien.

ARTICULATIONS DU THORAX.
- Costo-vertébrales et costo-transversaires. (*V.* plus haut.)
- Chondro-costales. Tissu fibreux autour des surfaces.
- Chondro-sternales.
  - Ligaments rayonnés antérieur et postérieur.
  - Fibres supérieures et inférieures.
  - Membrane synoviale?
- Des 5e, 6e, 7e et 8e cartilages entre eux.
  - Ligaments antérieurs et postér.
  - Membranes synoviales.
- Des 8e, 9e et 10e cartilages. Ligaments antér. et postér.

ARTICULATIONS DU MEMBRE SUPÉRIEUR.
- Sterno-claviculaire.
  - Ligaments interclavicul., chondro-clavicul., ant. et post.
  - 2 membranes synoviales.
  - Fibro-cartilage.
- Scapulo-claviculaire.
  - Ligaments supérieur et infér.; ligament coraco-claviculaire. (Faisceaux conoïde et trapézoïde.)
  - Membrane synoviale, etc.
  - Les ligaments coracoïdien et coraco-acromien doivent être ici mentionnés.
- Scapulo-humérale.
  - Tendon du biceps.
  - Faisceau coraco-huméral et ligament capsulaire.
  - Membrane synoviale.
  - Bourrelet glénoïdien, cavité glénoïde et tête de l'humérus.

Suite des ARTICULATIONS DU MEMBRE SUPÉRIEUR.	Huméro-cubito-radiale.		Lig. latéraux antérieur et postér. / Membrane synoviale et 3 surfaces.
	Cubito-radiale.	Extrémité supérieure.	M. synoviale de l'articul. précédente. / Lig. annulaire. / Lig. rond ou corde de Weibrech.
		Extrémité inférieure.	Ligaments antérieur et post. / M. synoviale. / Fibro-cartilage.
		Partie moyenne.	Membrane interosseuse.
	Radio-carpienne.		Ligaments antérieur, postérieur et latéraux. / Membrane synoviale.
	Carpiennes.	Communes.	Ligam. dorsaux, palmaires et interosseux. / M. synov. carpo-métarcapienne commune.
		Du pisiforme.	Tendon du cubitus antérieur. / 2 lig. inférieurs. / 2 lig. latéraux. / M. synoviale.
		Des deux rangées entre elles.	Lig. dorsaux et palmaires. / M. synoviales.
	Carpo-métacarpiennes.		1re. Lig. capsulaire et membrane synoviale propre. / 2e. 2 Lig. dorsaux. — 1 Lig. palmaire et tendon du grand palmaire. / 3e. 1 lig. dorsal. — 3 lig. palmaires et tendon du grand palmaire. — 1 lig. interosseux. / 4e. 2 lig. dorsaux. / 5e. 1 dorsal et tendon du cubital postérieur. — 2 lig. palmaires. / M. synoviale carpo-metacarpienne commune.
	Métacarpiennes.	Extrémité supérieure.	Lig. dorsaux, palmaires et interosseux. / M. synov. carpo-métacarpienne commune.
		Extrémité inférieure.	Ligament palmaire transverse, commun aux 4 derniers doigts.
	Métacarpo-phalangiennes et phalang.		Ligaments antérieur et latéraux. / Membrane synoviale

ARTICULATIONS DU BASSIN.

- **Sacro-coccygienne**
  - Grands et petits ligaments sacro-sciatiques.
  - Ligaments sacro-coccygiens, antérieur et postérieur.
  - Disque interosseux.
- **Sacro-iliaque.**
  - Ligaments sacro-épineux, sacro-iliaque postérieur ; — sacro-iliaque antérieur, renforcement du périoste.
  - Substance interosseuse.
  - Fibres accessoires dépendant du muscle grand oblique.
- **Pubienne.**
  - Ligament pubien. La partie inférieure se nomme ligament triangulaire.
  - Substance fibro-gélatineuse.

ARTICULATIONS DU MEMBRE INFÉRIEUR.

- Coxo-fémorale.
- Fémoro-tibiale.
- Péronéo-tibiale.
- Tibio-tarsienne.
- Tarsiennes.
- Tarso-tarsiennes.
- Tarso-métatarsiennes.
- Métatarsiennes.
- Métatarso-phalangiennes et phalangiennes.

Articulation coxo-fémorale.

- Faisceau ilio-trochantérien.
- Tendon réfléchi du muscle droit antérieur. Ligament capsulaire. Membrane synoviale et tissu adipeux articulaire.
- Ligament interosseux.
- Bourrelet cotyloïdien.

Articulat. fémoro-tibiale.

- **Parties accessoires**
  - Expansion de l'aponévrose fémorale.
  - Ligament extérieur dépendant du *fascia lata*.
  - Ligament dépendant du vaste interne.
  - Ligament rotulien externe.
- **Ligaments périphériques.**
  - Ligament antérieur ou rotulien. — Bourse muqueuse.
  - Ligament postérieur, membraneux.
  - Ligaments latéraux, interne et externe.
- **Parties profondes.**
  - Tissu adipeux synovial, prolongements frangés et M. synoviale.
  - Ligaments inteross. croisés. AE.PJ.
  - Cartilage semi-lunaire externe. 3 ligaments.
  - Cartilage semi-lunaire interne. 2 lig.
  - Ligament transversal des cartilages.
  - Surfaces articulaires.

Articul. péronéo-tibiale. {
Extrémité supérieure. Ligaments antérieur, postérieur; fibres accessoires et membrane synoviale.
Extrémité inférieure. Ligaments antérieur, postérieur, inter-osseux inférieur et membrane synoviale.
Partie moyenne. Membrane inter-osseuse.
}

Articulation tibio-tarsienne. {
Ligament interne. Faisceau-tibio-calcanéen et faisceau tibio-astragalien.
3 ligaments externes : péronéo-calcanien, péronéo-astragalien antérieur et péronéo-astragalien postér.
}

Artic. tarsiennes {

Du scaphoïde {

Avec l'astragale et le calcanéum. {
Lig. supér. scaphoïdo-astragalien.
Lig. infér. scaphoïdo-calcanéen, composé de 2 faisceaux.
Lig. externe scaphoïdo-calcanéen, portion de l'Y articulaire.
M. synov. tarso-métatarsienne commune et m. synov. commune au scaphoïde, à l'astragale et au calcanéum.
}

Avec le cuboïde. Ligaments dorsal, plantaire, inter-osseux et m. synov. propre.
}

Avec les 3 cunéiformes. {
3 lig. dorsaux : l'interne composé de deux faisceaux.
Lig. plantaire accessoire, dépendant du jambier postérieur.
3 lig. plantaires : l'interne très-fort.
M. synov. tarso-métatarsienne commune.
}

Du calcanéum {

Avec l'astragale {
Faisceaux fibreux postérieur et externe.
Lig. inter-osseux.
M. synov. propre et m. synov. commune au scaphoïde, à l'astragale et au calcanéum.
}

Avec le cuboïde. Ligaments dorsal, plantaire (très-fort) et interne (portion de l'Y articulaire).
}

Du cuboïde avec le dernier cunéiforme et des cunéiformes entre eux. {
Ligam. dorsaux, palmaires et inter-oss.
M. synov. tarso-métatarsienne commune.
}

}

Articulat. tarso-métatarsiennes.

1re. — Tendon du jambier antérieur. 1 ligament dorsal. Tendon du grand péronier. 1 lig. plantaire. M. synoviale propre.

2e. — 3 lig. dorsaux. 3 lig. plantaires. Grande m. synoviale tarso-métatarsienne commune.

3e. — 1 lig. dorsal. Gaîne du grand péronier faisant l'office de lig. plantaire. Grand lig. plantaire du 1er cunéiforme. Lig. plantaire. Lig. externe ou inter-osseux. Grand m. synov. tarso-métatarsienne commune.

4e et 5e. — 2 lig. dorsaux. Bandelelette de l'aponévrose plantaire. Tendon du petit péronier et expansion. Gaîne du grand péronier. Expansion du jambier antérieur. Lig. inter-osseux. M. synov. commune au cuboïde et aux deux derniers métatarsiens.

Articulations métatarsiennes.

Articulations métatarso-phalangiennes et phalangiennes.

(*Voir* les articulations analogues de la main.)

MYOLOGIE. { MUSCLES EN GÉNÉRAL. / MUSCLES EN PARTICULIER.

DÉFINITION. Organes actifs du mouvement.

NOMENCLATURE. Bases : situation, forme, volume, direction, attaches, conformation extérieure, structure, usages, noms d'auteur, etc.

NOMBRE... { 400, suivant la plupart des auteurs. / 368, d'après la manière de compter de Chaussier.

SITUATION.. Muscles { Superficiels, peauciers, etc. / Profonds.

FIGURE.... Muscles { Simples, composés : biceps, triceps, etc. / Circulaires (sphincters), triangulaires, carrés, etc.

DIRECTION. Muscles droits, obliques, etc.

DIMENSIONS. Muscles longs, larges, courts.

CONFORMATION EXTÉRIEURE. Faces, bords, extrémités. Tête, ventre, queue, d'après la comparaison que faisaient les anciens d'un muscle à un rat écorché.

ATTACHES..
{
Nature des points d'attache. { Peau. / Os : solidité. / Périoste. / Cartilages. / Tendons d'autres muscles. / Membranes. / Organes divers.

Mobilité des points d'attache. { Points fixes, d'origine. / Points mobiles, d'insertion, de terminaison.
}

STRUCTURE. { Fibres charnues. / Tendons. / Aponévroses. / Artères, veines. vaisseaux lymphatiques, nerfs et tissu cellulaire.

USAGES.... { Produire les mouvements de locomotion. / Diminuer la capacité des cavités, les comprimer et favoriser ou produire l'expulsion des corps qu'elles renferment. / Fermer les orifices.

DU TRONC.. { DE L'ABDOMEN. / DES ORGANES PELVIENS. / DE LA POITRINE. / DE LA TÊTE ET DU COU. / POSTÉRIEURS ET SUPERFICIELS DU TRONC. / POSTÉRIEURS ET PROFONDS DU TRONC. / ANTÉRIEURS DE LA COLONNE VERTÉBRALE. / LATÉRAUX DE LA COLONNE VERTÉBRALE.

DES MEMBRES.

(Left margin brace labels: MUSCLES EN GÉNÉRAL. — MUSCLES EN PARTICULIER.)

MUSCLES DE L'ABDOMEN.

GRAND OBLIQUE.
(Costo-abdominal.)

1° Moitié antérieure de la lèvre externe de la crête iliaque. 2° Bord externe d'une aponévrose qui se continue en dedans avec celle du muscle opposé pour concourir à la formation de la ligne blanche, donne attache en haut au grand pectoral, et forme en bas l'arcade crurale et l'anneau inguinal.

Face externe et bord inférieur des sept ou huit dernières côtes.

PETIT OBLIQUE.
(Iléo-abdominal.)

Apophyses épineuses des vertèbres lombaires; trois quarts intérieurs de l'interstice de la crête iliaque; tiers externe de l'arcade crurale

1° Bord inférieur des cartilages des quatre dernières côtes; 2° Bord externe d'une aponévrose bifoliée dont un feuillet superficiel recouvre toute la face antérieure du muscle droit et se perd dans la ligne blanche; l'autre, profond, répond aux trois quarts supérieurs seulement de la face postérieure du muscle droit et concourt aussi à former la ligne blanche.

TRANSVERSE DE L'ABDOMEN.
Lombo-abdominal.)

1° Face interne des six dernières côtes; 2° Trois quarts antérieurs de la lèvre interne de la crête iliaque; 3° Aponévrose trifoliée attachée par un feuillet à la base, par un autre feuillet au sommet des apophyses transverses, et par un troisième aux apophyses épineuses des vertèbres lombaires.

Bord externe d'une aponévrose divisée en deux feuillets; l'un inférieur qui passe au-devant du quart inférieur du muscle droit, derrière le feuillet antérieur du petit oblique; l'autre supérieur qui passe derrière les trois quarts supérieurs du muscle droit et derrière le feuillet postérieur du petit oblique. Tous deux concourent à former la ligne blanche.

PYRAMIDAL DE L'ABDOMEN.
(Pubio-sous-ombilical.)

Pubis et ligament antérieur de la symphyse pubienne.

Ligne blanche.

DROIT DE L'ABDOMEN.
(Pubio-sternal.)

Angle du pubis

Cartilage et quelquefois portion osseuse voisine des 5e, 6e et 7e côtes, et ligament costo-xyphoïdien.

DIAPHRAGME.	1° Corps des trois ou quatre premières vertèbres lombaires par deux tendons qu'on nomme piliers du diaphragme ; 2° Deux arcades étendues de chaque côté, entre le corps de la deuxième vertèbre lombaire et la base de l'apophyse costale de la première. 1° Appendice xyphoïde du sternum ; 2° Face int. des cartilages des huit dernières côtes et de la portion osseuse des quatre dernières ; 3° Lig. cintré, étendu de la dernière côte à la base de l'apophyse costale de la première lombaire. Le diaphragme est percé de trois trous pour l'aorte, la veine cave inférieure et l'œsophage.
PETIT PSOAS. (Prélombo-pubien.)	Corps de la douzième vertèbre dorsale, de la première lombaire et lig. inter-oss. intermédiaire. Éminence iléo-pectinée et portion voisine du pubis.
GRAND PSOAS. (Prélombo-trochantinien.)	1° Côtés du corps et des disques intermédiaires de la première vertèbre dorsale et des quatre premières vertèbres lombaires ; 2° Base des apophyses costales des mêmes vertèbres. Petit trochanter.
ILIAQUE. (Iliaco-trochantinien.)	Crête et fosse iliaques ; ligament iléo-lombaire, base du sacrum ; épines iliaques antérieures et échancrure intermédiaire, capsule de l'articulation iléo-fémorale. Petit trochanter (Tendon commun à ce muscle et au grand psoas).
CARRÉ DES LOMBES. (Ilio-costal.)	Crête iliaque dans l'étendue de deux pouces, et ligament iléo-lombaire. 1° Bord inférieur de la dernière côte ; 2° Sommet des apophyses costales des quatre premières vertèbres lombaires.

MUSCLES DES ORGANES PELVIENS.

Des Parties Génitales chez l'homme, — chez la femme.

De l'Anus.

Muscles des Parties Génitales chez l'homme.

ISCHIO-CAVERNEUX.	Lèvre interne de la tubérosité sciatique, au-dessous du transverse ; racine du corps caverneux. Côtés du corps caverneux.

BULBO-CAVERNEUX.	Racine du corps caverneux, sillon du corps caverneux et de l'urèthre, dos de la verge et ligament suspenseur. Raphé fibreux commun à ce muscle et au releveur de l'anus; ligament de Carcassonne.
TRANSVERSE DU PÉRINÉE. (Ischio-périnéal.)	Lèvre interne de la tubérosité sciatique. Raphé fibreux; aponévrose inférieure du périnée; quelques fibres se continuent d'un muscle à celui du côté opposé.
MUSCLE DE WILSON.	Symphyse du pubis et ligament triangulaire. Portion membraneuse intra-pelv. de l'urèthre.
ISCHIO-BULBAIRE.	Branche ascendante du pubis et descendante de l'ischion. Portion extra-pelvienne de la portion membraneuse de l'urèthre et bulbe.

Muscles des Parties Génitales chez la femme.

CONSTRICTEUR DE LA VULVE. (Périnéo-clitorien.)	Corps caverneux du clitoris. Raphé commun au muscle constricteur du vagin, de l'anus et aux transverses du périnée.
ISCHIO-CAVERNEUX.	Comme chez l'homme.
TRANSVERSE DU PÉRINÉE.	Comme chez l'homme.

Muscles de l'Anus.

SPHINCTER DE L'ANUS. (Coccygio-anal.)	Cordon fibreux attaché au coccyx; tissu cellulaire sous-cutané placé au-devant de cet os. Tissu cellulaire sous-cutané situé au-devant de l'anus; aponévrose inférieure du périnée.
RELEVEUR DE L'ANUS. Sous-pubio-coccygien.)	Corps du pubis, bord antérieur de l'épine sciatique; lame osseuse du fond de la cavité cotyloïde; intervalle des aponévroses pelvienne et obturatrice au niveau du tronc sous-pubien. Raphé fibreux, et pointe du coccyx.
ISCHIO-COCCYGIEN.	Bords et sommet de l'épine sciatique, face antérieure du petit ligament sacro-sciatique; quelquefois partie postérieure de l'aponévrose pelvienne. Bord du coccyx et partie inférieure du bord du sacrum.

MUSCLES DE LA POITRINE.

GRAND PECTORAL.
(Sterno-huméral.)

1° Moitié interne du bord antérieur de la clavicule. 2° Face antérieure du sternum; cartilages des 2e, 3e, 4e, 5e et 6e côtes, portion osseuse de la sixième; aponévrose du grand oblique.
Bord antérieur de la coulisse bicipitale de l'humérus (Tendon uni en avant à celui du deltoïde, divisé en haut en deux portions).

PETIT PECTORAL.
(Costo-coracoïdien.)

3e, 4e et 5e côtes.
Bord interne de l'apophyse coracoïde.

SOUS-CLAVIER.
(Costo-claviculaire.)

Cartilage et portion osseuse de la première côte.
Gouttière de la face inférieure de la clavicule.

GRAND DENTELÉ.
(Costo-scapulaire.)

Ligne oblique de la face externe des neuf ou dix premières côtes.
Crête de la fosse sous-scapulaire le long du bord spinal.

INTERCOSTAUX EXTERNES.

Lèvres externes de deux côtes voisines depuis l'extrémité postérieure jusqu'aux articulations chondro-costales.

SURCOSTAUX.

Apophyses transverses depuis la septième vertèbre cervicale jusqu'à la onzième dorsale inclusivement.
Bord supérieur et face externe des côtes immédiatement sous-jacentes et quelquefois des suivantes.

INTER-COSTAUX INTERNES.

Lèvres internes de deux côtes voisines depuis les angles costaux jusqu'au sternum

SOUS-COSTAUX.

Faces internes de deux côtes voisines.

TRIANGULAIRE DU STERNUM.
(Sterno-costal.)

Face postérieure du sternum, de l'appendice xyphoïde et des cartilages costaux correspondants.
Face postérieure et bords des cartilages des 6e, 5e, 4e, 3e, quelquefois 2e et même 1re côtes.

2*

MUSCLES DE LA TÊTE ET DU COU;

Des Téguments crâniens; — Extrinsèques du Pavillon de l'oreille; — Des Ouvertures palpébrales; — De l'OEil; — Des Ouvertures nasales; — De l'Ouverture buccale et du Menton; — De la Mâchoire inférieure; — Superficiels du Cou; — Sus-hyoïdiens; — Sous-hyoïdiens; — De la Langue; — Du Pharynx; — Du Voile du palais; — Du Larynx.

Muscles des Téguments crâniens.

OCCIPITAL.	Deux tiers externes de la ligne courbe supérieure de l'occipital; portion voisine de la région mastoïdienne du temporal. Aponévrose épicrânienne.
FRONTAL.	Aponévrose épicrânienne. Entrelacement avec le muscle orbiculaire des paupières; aponévrose dorsale du nez (Pyramidal du nez).
PYRAMIDAL DU NEZ.	Fixé à l'aponévrose dorsale du nez , et continu avec le frontal.

Muscles extrinsèques du Pavillon de l'oreille.

AURICULAIRE SUPÉRIEUR. (Temporo-auriculaire.)	Bord externe de l'aponévrose épicrânienne. Partie supérieure de la conque.
AURICULAIRE ANTÉRIEUR. (Zygomato-auriculaire.)	Bord externe de l'occipito-frontal et tissu cellulaire de la région zygomatique. Partie antérieure de l'hélix.
AURICULAIRE POSTÉRIEUR. (Mastoïdo-auriculaire.)	Base de l'apophyse mastoïde; quelquefois, occipital; Partie postérieure de la conque.

Muscles des Ouvertures palpébrales.

ORBICULAIRE DES PAUPIÈRES (Naso-palpébral) composé d'une portion palpébrale et d'une portion orbiculaire.	*Portion palpébrale.* Tendons direct et réfléchi, et paroi externe du sac lacrymal. Intersection cellulo-fibreuse en dehors. *Portion orbiculaire.* Apophyse orbitaire interne ; Apophyse montante de l'os maxillaire et partie voisine de la base de l'orbite.
SOURCILIER. (Fronto-surcilier.).	Partie interne des arcades surcilière et orbitaire. Entre-croisement avec l'orbiculaire.

ÉLÉVATEUR DE LA PAUPIÈRE SUPÉRIEURE. (Orbito-palpébral.)	Face inférieure de la petite aile du sphénoïde ; gaîne du nerf optique. Bord supérieur du cartilage tarse ; partie externe de l'arcade orbitaire.

Muscles de l'OEil.

DROITS.	Gaîne du nerf optique ; tendon de Zinn pour les muscles droits interne, externe et inférieur. Sclérotique.
OBLIQUE SUPÉRIEUR.	Gaîne du nerf optique. Terminaison à la sclérotique par un tendon réfléchi dans une espèce de poulie.
OBLIQUE INFÉRIEUR.	Paroi inférieure de l'orbite. Sclérotique.

Muscles des Ouvertures nasales.

ÉLÉVATEUR COMMUN DE L'AILE DU NEZ ET DE LA LÈVRE SUPÉRIEURE. (Maxillo-labial.)	Apophyse orbitaire interne du frontal. Peau de l'aile du nez et du sillon naso-labial.
CONSTRICTEUR DES NARINES	Fossette incisive, tubérosité canine, et partie interne de la fosse canine. Bord inférieur de la cloison des fosses nasales : bord inférieur de l'aile du nez ; face externe de l'aile du nez et aponévrose nasale. La portion attachée à la cloison nasale est le naso-labial d'Albinus. La portion attachée au bord inférieur de l'aile nasale est le myrtiforme des auteurs ; et la portion attachée sur la face externe du nez est le triangulaire.

Muscles de l'Ouverture buccale et du Menton.

ÉLÉVATEUR PROPRE DE LA LÈVRE SUPÉRIEURE. (Moyen sus-maxillo-labial.)	Bord inférieur de la base de l'orbite. Sillon naso-labial, bulbes des poils ?
GRAND ZYGOMATIQUE. (Grand zygomato-labial.)	Sillon horizontal qui surmonte le bord inférieur de l'os malaire. Continuité avec le triangulaire et un peu avec la portion inférieure de l'orbiculaire.
PETIT ZYGOMATIQUE. (Petit zygomato-labial.)	Face externe de l'os malaire au-dessus et au-devant du grand zygomatique ; continuation des fibres externes de l'orbiculaire des paupières. Derme de la lèvre supérieure.

CANIN. (Petit sus-maxillo-labial.)	Partie externe de la fosse canine. Continuité avec le triangulaire de la lèvre inférieure.
TRIANGULAIRE OU ABAISSEUR DE L'ANGLE DES LÈVRES. (Maxillo-labial.)	Ligne oblique externe et bord inférieur de la mâchoire. Continuité avec le canin et le grand zygomatique.
CARRÉ DU MENTON OU ABAISSEUR DE LA LÈVRE INFÉRIEURE. (Mento-labial.)	Ligne oblique externe de la mâchoire inférieure. Derme de la lèvre.
HOUPPE DU MENTON OU RELEVEUR DU MENTON.	Fossette incisive de la mâchoire inférieure. Derme.
CONSTRICTEUR OU ORBICULAIRE DES LEVRES. (Labial.)	La moitié supérieure est le prolongement des fibres inférieures des buccinateurs. La moitié inférieure est le prolongement des fibres supérieures et de quelques fibres des grands zygomatiques.
BUCCINATEUR. (Bucco-labial.)	1° Face externe de l'arcade alvéolaire supérieure au niveau des trois grosses dents molaires ; 2° Face externe de l'arcade alvéolaire inférieure au niveau des deux dernières molaires ; 3° Aponévrose buccinato-pharyngienne. Continuité des fibres dans les lèvres pour former l'orbiculaire.

Muscles de la Mâchoire inférieure.

MASSÉTER. (Zygomato-maxillaire.)	Bord inférieur et face interne de l'arcade zygomatique. Face externe de l'angle, de la branche et de l'apophyse coronoïde de la mâchoire inférieure et du tendon du temporal.
TEMPORAL. (Temporo-maxillaire.)	Fosse temporale et aponévrose temporale superficielle. Face interne, bords et sommet de l'apophyse coronoïde.
PTÉRYGOÏDIEN EXTERNE. (Petit ptérygo-maxillaire.)	Composé d'une portion zygomatique et d'une portion ptérygoïdienne. Portion zygomatique : étendue du tubercule de la crête zygomato-temporale et de la portion osseuse voisine au cartilage inter-articulaire. Portion ptérygoïdienne : étendue de la face externe de l'apophyse ptérygoïde et de la tubérosité de l'os palatin à la fossette condylienne de la mâchoire.

PTÉRIGOÏDIEN INTERNE. (Grand ptérygo-maxillaire.)	Fosse ptérygoïdienne, aile externe surtout, crochet de l'aile interne et facette moyenne de la tubérosité de l'os palatin. Face interne de l'angle de la mâchoire.

Muscles superficiels du Cou.

PEAUCIER. (Thoraco-facial.)	Peau de la partie antérieure et supérieure du thorax et tissu lamelleux qui recouvre le grand pectoral. Ligne oblique externe de la mâchoire inférieure; commissure des lèvres; peau de la face. Quelques-unes des fibres du peaucier devenues supérieures et à peu près horizontales constituent le *musculus risorius Sanctorini.*
STERNO-CLÉOÏDO-MASTOÏDIEN.	Extrémité supérieure du sternum; partie interne du bord antérieur et de la face supérieure de la clavicule. Face externe, bord antérieur et sommet de l'apophyse mastoïde; deux tiers externes de la ligne courbe occipitale supérieure.

Muscles sus-hyoïdiens.

DIGASTRIQUE. (Mastoïdo-hyoïdien.)	Rainure digastrique, tubercule qui la limite, et bord postérieur de l'apophyse mastoïde. Os hyoïde (expansion aponévrotique); fossette digastrique de la mâchoire inférieure.
STYLO-HYOÏDIEN.	Partie postérieure de l'apophyse styloïde. Corps de l'os hyoïde près la ligne médiane
MYLO-HYOÏDIEN.	Ligne mylo-hyoïdienne. Raphé fibreux médian; partie supérieure du corps de l'os hyoïde.
GÉNIO-HYOÏDIEN.	Tubercule inférieur de l'apophyse géni. Partie supérieure de l'os hyoïde.

Muscles sous-hyoïdiens.

STERNO-HYOÏDIEN.	Extrémité interne de la clavicule et extrémité supérieure du sternum, en arrière; et ligament postérieur de l'articulation sterno-claviculaire. Bord inférieur du corps de l'os hyoïde près la ligne médiane.

SCAPULO-HYOÏDIEN.	Bord supérieur et lig. coracoïdien du scapulum. Bord inférieur du corps de l'os hyoïde en dehors du précédent.
STERNO-THYROÏDIEN.	Extrémité interne de la clavicule en arrière et ligament postérieur de l'articulation sterno-claviculaire. Ligne oblique du cartilage thyroïde.
THYRO-HYOÏDIEN.	Ligne oblique du cartilage thyroïde. Bord supérieur du corps et d'une partie de la grande corne de l'os hyoïde.

Muscles de la Langue.

STYLO-GLOSSE.	Moitié inférieure de l'apophyse styloïde et ligament stylo-maxillaire. Terminaison à la langue par un faisceau longitudinal et par un faisceau transversal.
HYO-GLOSSE.	Base, grande corne et petite corne de l'os hyoïde. Terminaisons à la langue (Basio-glosse, kérato-glosse et chondro-glosse.
LINGUAL.	Membrane hyo-glossienne. Langue.
GÉNIO-GLOSSE.	Tubercule supérieur de l'apophyse géni. Terminaison au derme de la langue près la ligne médiane et à l'os hyoïde. Quelques fibres nées de cet os se continuent avec le constricteur supérieur du pharynx.

Muscles du Pharynx.

CONSTRICTEUR INFÉRIEUR.	Premier cerceau de la trachée artère quelquefois; côtés du cartilage cricoïde; petite corne, ligne oblique et bord supérieur du cartilage thyroïde. Raphé médian fibro—celluleux et aponévrose céphalo-pharyngienne.
CONSTRICTEUR MOYEN.	Grande et petite cornes de l'os hyoïde et partie voisine du lig. stylo-hyoïdien : 2 faisceaux. Raphé médian fibro-celluleux.
CONSTRICTEUR SUPÉRIEUR.	Tiers inférieur de l'aile interne de l'apophyse ptérygoïde, crochet qui la termine et partie voisine de l'os palatin; aponévrose réfléchie du péristaphylin externe; aponévrose buccinato-pharyngienne; extrémité postérieure de la ligne maxillaire interne; continuation de quelques fibres avec le génio-glosse. Raphé médian et apophyse basilaire de l'occipital (aponévrose céphalo-pharyngienne).

STYLO-PHARYNGIEN.	Partie interne de l'apophyse styloïde et apophyse vaginale. Langue ; bord postérieur du cartilage thyroïde et tissu cellulaire du pharynx.

Muscles du Voile du palais.

PALATO-STAPHYLIN.	Épine nasale postérieure. Bas de la luette.
PÉRISTAPHYLIN INTERNE. (Pétro-staphylin.)	Face inférieure du rocher ; portion voisine du cartilage de la trompe d'Eustache. Aponévrose palatine.
PÉRISTAPHYLIN EXTERNE. (Ptérygo-staphylin.)	Fosse scaphoïde, portion voisine de la face inférieure du sphénoïde jusqu'à l'épine ; cartilage de la trompe. Portion horizontale de l'os palatin ; continuation des aponévroses réfléchies des deux muscles opposés.
PHARYNGO-STAPHYLIN.	Bord postérieur du cartilage thyroïde. Raphé et aponévrose palatine
GLOSSO-STAPHYLIN.	Langue. Voile du palais.

Muscles du Larynx.

CRICO-THYROÏDIEN. CRICO-ARYTÉNOÏDIEN POSTÉRIEUR. CRICO-ARYTÉNOÏDIEN LATÉRAL. THYRO-ARYTÉNOÏDIEN. ARYTÉNOÏDIEN.	Les noms de ces muscles indiquent leurs attaches.

MUSCLES POSTÉRIEURS ET SUPERFICIELS DU TRONC.

TRAPÉZE. (Dorso-sus-acromien.)	Tiers interne de la ligne courbe occipitale supérieure ; ligament cervical postérieur ; apophyses épineuses de la septième vertèbre cervicale, de toutes les vertèbres dorsales et ligament sur-épineux. Tiers externe de la clavicule, en arrière ; bord postérieur de l'acromion et bord supérieur de l'épine de l'omoplate.

GRAND DORSAL.
(Lombo-huméral.)

Apophyses épineuses des six ou sept dernières vertèbres dorsales, de toutes les vertèbres lombaires et sacrées; tiers postérieur de la crête iliaque ; quatre dernières côtes par des languettes.
Fond de la coulisse bicipitale plus haut que le tendon du grand pectoral.

RHOMBOÏDE.
(Dorso-scapulaire.)

Tiers inférieur du ligament cervical; apophyses épineuses de la septième vertèbre cervicale, des cinq premières vertèbres dorsales et ligaments inter-épineux correspondants.
4 cinquièmes inférieurs du bord postérieur de l'omoplate.

ANGULAIRE DE L'OMOPLATE.
(Trachélo-scapulaire.)

Tubercules postérieurs des apophyses costales des trois ou quatre premières vertèbres cervicales.
Angle supérieur de l'omoplate et partie voisine de la fosse scapulaire.

PETIT DENTELÉ POSTÉRIEUR ET SUPÉRIEUR.
(Dorso-costal.)

Bas du ligament cervical; apophyses épineuses de la 7e vertèbre cervicale, des deux ou trois premières dorsales et ligaments inter-épineux correspondants.
Bord supérieur des 2e, 3e, 4e et 5e côtes

PETIT DENTELÉ POSTÉRIEUR ET INFERIEUR.
(Lombo-costal.)

Apophyses épineuses des deux dernières vertèbres dorsales, des trois premières lombaires et ligaments inter-épineux correspondants.
Bord inférieur des trois ou quatre dernières côtes.

SPLÉNIUS.
(Cervico – mastoïdien et dorso-trachélien.)

Trois quarts inférieurs du ligament cervical; apophyses épineuses de la 7e vertèbre cervicale, des quatre ou cinq premières dorsales et ligaments inter-épineux correspondants.
Tiers externe des empreintes raboteuses situées au-dessous de la ligne courbe occipitale supérieure et face externe de l'apophyse mastoïde (splénius de la tête); apophyses transverses des deux ou trois premières vertèbres cervicales (splénius du cou).

MUSCLES POSTÉRIEURS ET PROFONDS DU TRONC;

Des Angles costaux; — Des Apophyses transverses; — Des Apophyses épineuses; — Des Apophyses transverses et épineuses.

—

Muscles des Angles costaux.

SACRO-LOMBAIRE. (Portion externe du sacro- spinal.)	1° Faisceau attaché à la partie postérieure de la crête iliaque et à l'aponévrose commune au long-dorsal et au transversaire épineux; 2° tendons d'origine attachés à l'angle des douze côtes. Tendons de terminaison fixés à l'angle des côtes et aux apophyses costales des quatre ou cinq dernières vertèbres cervicales.

Muscles des Apophyses transverses.

LONG DORSAL. (Portion moyenne du sacro- spinal.)	Aponévrose commune au long-dorsal et au transversaire épineux. 1° Tendons fixés aux apophyses transverses des vertèbres dorsales et aux tubercules transversaires des vertèbres lombaires; 2° languettes charnues fixées aux espaces compris entre la tubérosité et l'angle des sept ou huit dernières côtes.
TRANSVERSAIRE DU DOS ET DU COU.	Apophyses transverses des 3e, 4e, 5e, 6e et 7e vertèbres dorsales. Tubercules transversaires des cinq ou six dernières vertèbres cervicales.
PETIT COMPLEXUS OU TRANS-VERSAIRE DU COU ET DE LA TÊTE. (Trachélo-mastoïdien.)	Tubercules transversaires des quatre ou cinq dernières vertèbres cervicales. Bord postérieur de l'apophyse mastoïde.

Muscles des Apophyses épineuses.

LONG ÉPINEUX DU DOS.	Apophyses épineuses des premières vertèbres lombaires et des dernières dorsales. Apophyses épineuses des premières dorsales.
INTER-ÉPINEUX CERVICAUX.	Étendus d'une apophyse épineuse à l'autre.
GRAND DROIT. (Axoïdo-occipital.)	Apophyse épineuse de l'axis. Occipital

PETIT DROIT. (Atloïdo-occipital.)	Tubercule épineux de l'atlas. Occipital.

Muscles des Apophyses transverses et épineuses.

TRANSVERSAIRE ÉPINEUX.	Aponévrose commune au transversaire épineux et au long-dorsal; apophyses transverses et lames vertébrales depuis le bas du sacrum jusqu'à la troisième vertèbre cervicale. Apophyses épineuses de toutes les vertèbres jusqu'à l'axis inclusivement.
GRAND COMPLEXUS. (Trachélo-occipital.)	Apophyses transverses des quatre ou cinq premières vertèbres dorsales et tubercules transversaires des cinq dernières cervicales. Empreintes raboteuses de l'occipital, en dehors de la crête.
GRAND OBLIQUE. (Atloïdo-axoïdien.)	Apophyse épineuse de l'axis. Apophyse transverse de l'atlas.
PETIT OBLIQUE. (Atloïdo-sous-mastoïdien.)	Apophyse transverse de l'atlas. Occipital.

MUSCLES ANTÉRIEURS DE LA COLONNE VERTÉBRALE.

LONG DU COU. (Prédorso-atloïdien.)	Composé de deux faisceaux obliques et d'un faisceau vertical. Faisceau oblique inférieur, — étendu du corps des trois premières vertèbres et des disques inter-vertébraux correspondants au tubercule antérieur des apophyses costales des 3e, 4e et quelquefois 5e vertèbres cervicales. Faisceau oblique supérieur, — étendu des mêmes tubercules au tubercule de l'arc antérieur de l'atlas. Faisceau vertical, — étendu du corps des trois premières vertèbres dorsales, des trois dernières cervicales et des disques correspondants au corps de l'axis et de la troisième vertèbre.
GRAND DROIT ANTÉRIEUR DE LA TÉTE. (Grand trachélo-sous-occipital.)	Tubercules antérieurs des apophyses costales des 3e, 4e et 5e vertèbres cervicales. Apophyse basilaire de l'occipital.

PETIT DROIT ANTÉRIEUR DE LA TÊTE. (Petit trachélo-sous-occipital.)	Arc antérieur de l'atlas et partie antérieure des masses latérales. Apophyse basilaire de l'occipital.

MUSCLES LATÉRAUX DE LA COLONNE VERTÉBRALE.

SCALÈNE ANTÉRIEUR. (Portion antérieure du costo-trachélien.)	Tubercule de la face supérieure et bord interne de la première côte. Tubercule antérieur des apophyses costales des 3e, 4e, 5e et 6e vertèbres cervicales.
SCALÈNE POSTÉRIEUR. (Portion postérieure du costo-trachélien.)	Face supérieure de la première côte depuis la gouttière de l'artère sous-clavière jusqu'à la tubérosité costale; quelquefois bord supérieur de la seconde côte. Tubercule postérieur des apophyses costales des six dernières vertèbres cervicales, et quelquefois apophyse transverse de l'atlas.
INTER-TRANSVERSAIRES DU COU. (Inter-trachéliens.)	Tubercules antérieurs et postérieurs correspondants de deux apophyses costales voisines.
DROIT LATÉRAL DE LA TÊTE. (Atloïdo-sous-occipital.)	Apophyse transverse de l'atlas. Surface jugulaire de l'occipital, derrière la fosse du même nom.
INTER-TRANSVERSAIRES DES LOMBES.	Apophyses costales de deux vertèbres voisines.

MUSCLES DES MEMBRES	**THORACIQUES**	De l'épaule. Du bras. De l'avant-bras. De la main.
	ABDOMINAUX	De la hanche. De la cuisse. De la jambe. Du pied.

MEMBRES THORACIQUES.

Muscles de l'Épaule.

DELTOÏDE. (Sous-acromio-huméral.)	Tiers externe du bord antérieur de la clavicule; bord externe de l'acromion et articulation acromio-claviculaire ; bord inférieur de l'épine de l'omoplate. Empreinte deltoïdienne.

SUS-ÉPINEUX.
(Petit sus-scapulo-tro-
chitérien.)

Deux tiers internes de la fosse sus-épineuse
et aponévrose sus-épineuse.
Partie supérieure de la grosse tubérosité de
l'humérus.

SOUS-ÉPINEUX.
(Grand sus-scapulo-tro-
chitérien.)

Deux tiers internes de la fosse sous-épineuse
et aponévrose sous-épineuse; cloisons aponévrotiques intermédiaires à ce muscle et
aux muscles ronds.
Partie moyenne de la grosse tubérosité de l'humérus.

PETIT ROND.
(Plus petit sus-scapulo-
trochitérien.)

Facette allongée voisine du bord axillaire de
l'omoplate, cloisons aponévrotiques qui séparent ce muscle du sous-épineux, du sous-
scapulaire et du grand rond; longue portion
du triceps brachial.
Partie inférieure de la grosse tubérosité de
l'humérus, et portion voisine du bord éx-
terne.

GRAND ROND.
(Scapulo-huméral.)

Facette quadrilatère située au-dessus de l'angle inférieur de l'omoplate ; cloisons aponévrotiques qui séparent ce muscle du sous-
épineux, du sous-scapulaire et du petit rond.
Bord postérieur de la coulisse bicipitale (tendon commun avec le grand dorsal).

SOUS-SCAPULAIRE.
(Sous-scapulo-trachinien.)

Deux tiers internes de la fosse sous-scapulaire ;
cloison intermédiaire à ce muscle et au grand
rond ; crête située près du bord spinal ;
longue portion du triceps brachial.
Petite tubérosité de l'humérus et portion osseuse voisine.

Muscles du Bras.

Antérieurs.

BICEPS.
(Scapulo-huméral.)

1° Sommet de l'apophyse coracoïde, tendon
commun avec le coraco-brachial (longue portion); 2° extrémité supérieure de la cavité
glénoïde (courte portion).
1° Moitié postérieure de la tubérosité bicipitale du radius ; 2° aponévrose antibrachiale.

BRACHIAL ANTÉRIEUR.
(huméro-cubital.)

Faces externe, interne et bords de l'humérus
depuis l'empreinte deltoïdienne embrassée
en forme de V ; cloisons inter-musculaires.
Partie interne de l'apophyse coronoïde du cubitus.

CORACO-BRACHIAL.	Sommet de l'apophyse coracoïde (tendon commun avec la courte portion du biceps). Face et bord internes de l'humérus au bas du tiers moyen.

Postérieur.

TRICEPS BRACHIAL. (Scapulo-huméro-olécranien.)	1° Gouttière sous-glénoïdale du bord axillaire de l'omoplate et aponévroses inter-musculaires (longue portion) ; 2° face postérieure de l'humérus au-dessus de la gouttière osseuse et portion correspondante des bords latéraux (portion supérieure dite externe) ; 3° face postérieure de l'humérus au-dessous de la gouttière et portion correspondante des bords latéraux (portion inférieure dite interne). Partie supérieure de l'olécrane.

Muscles de l'Avant-Bras.

Antérieurs.

ROND PRONATEUR. (Épitroklo-radial.)	1° Épitroklée et partie inférieure du bord interne de l'humérus; 2° apophyse coronoïde du cubitus ; 3° aponévroses antibrachiales et inter-musculaires. Milieu de la face externe du radius.
GRAND PALMAIRE. (Épitroklo-métacarpien.)	Épitroklée , aponévroses antibrachiale et inter-musculaires. Deuxième métacarpien, trapèze; quelquefois troisième métacarpien.
PETIT PALMAIRE. (Épitroklo-palmaire.)	Épitroklée, aponévroses antibrachiale et inter-musculaires. Ligament annulaire antérieur et aponévrose palmaire.
CUBITAL ANTÉRIEUR. (Cubito-carpien.)	1° Épitroklée, olécrâne et moitié supérieure du bord postérieur du cubitus; 2° aponévroses antibrachiale et inter-musculaires. Os pisiforme et cinquième métacarpien.
FLÉCHISSEUR SUPERFICIEL. (Épitroklo-phalangien commun.)	1° Épitroklée ; 2° bord interne de l'apophyse coronoïde du cubitus; 3° ligne oblique de la face antérieure du radius; 4° aponévrose inter-musculaire et arcade aponévrotique de l'artère cubitale. Bords des secondes phalanges des quatre derniers doigts (extrémités bifides).

3*

FLÉCHISSEUR PROFOND.
(Cubito-phalangettien commun.)

1° Côté interne de l'apophyse coronoïde du cubitus ; faces antérieure et interne de cet os ; 2° ligament inter-osseux ; 3° aponé vrose qui va du cubital antérieur au bord postérieur du cubitus ; 4° radius en dedans et au-dessous de la tubérosité bicipitale.
Partie antérieure de la base des dernières phalanges des quatre derniers doigts.

LOMBRICAUX.

Deux tendons du fléchisseur profond entre lesquels ils sont placés. (Le premier ne s'attache qu'au premier tendon.)
Côté externe de l'extrémité postérieure des premières phalanges des quatre derniers doigts et bords correspondants des tendons de l'extenseur commun.

GRAND FLÉCHISSEUR DU POUCE.
(Radio-phalangettien du pouce.)

1° Trois quarts supérieurs du bord et de la face antérieure du radius et de la portion voisine du ligament inter-osseux ; 2° petit faisceau né du cubitus.
Partie antérieure de la base de la dernière phalange du pouce.

CARRÉ PRONATEUR.
(Cubito-radial.)

Quart inférieur du bord et de la face antérieure du cubitus.
Quart inférieur du bord interne et de la face antérieure du radius.

Externes et postérieurs.

GRAND SUPINATEUR.
(Huméro-sus-radial.)

Bord externe de l'humér. au haut du tiers infér.
Base de l'apophyse styloïde du radius

PREMIER RADIAL.
(Huméro-sus-métacarpien.)

Épicondyle et empreinte rugueuse qui termine le bord externe de l'humérus ; aponévrose inter-musculaire.
Tubercule postérieur de l'extrémité supérieure du second métacarpien.

SECOND RADIAL.
(Épicondylo-sus-métacarpien.)

Épicondyle : aponévroses antibrachiale et inter-musculaires.
Tubercule de l'extrémité supérieure du troisième métacarpien.

EXTENSEUR COMMUN DES DOIGTS.
(Épicondylo-sus-phalanginien des doigts.)

Épicondyle ; aponévroses antibrachiale et inter-musculaires.
Les tendons terminaux s'attachent d'abord par une languette à la première phalange des quatre derniers doigts, et se divisent ensuite en portion moyenne et portions latérales. La moyenne s'attache à la seconde phalange ; les parties latérales, séparées d'abord, puis réunies, s'attachent à la troisième.

EXTENSEUR DU PETIT DOIGT. (Épicondylo-sus-phalangi-nien du petit doigt.)	Épicondyle, aponévroses antibrachiale et inter-musculaires. Réunion avec le tendon de l'extenseur commun destiné au petit doigt.
CUBITAL POSTÉRIEUR. (Cubito-sus-métacarpien.)	Épicondyle et tiers moyen du bord postérieur du cubitus ; aponévroses antibrachiale et inter-musculaires. Tubercule de l'extrémité supérieure du cinquième métacarpien.
ANCONÉ. Épicondylo-cubital.)	Partie postérieure de l'épicondyle. Surface triangulaire située au haut de la face postérieure du cubitus.
PETIT SUPINATEUR. (Épicondylo-radial.)	1° Épicondyle; ligament latéral externe de l'articul. huméro-cubitale et annulaire du radius ; 2° partie supér. du bord externe et de la face postér. du cubitus, en dedans de l'anconé. Face antérieure, externe et postérieure du radius entre les deux lignes obliques.
LONG ABDUCTEUR DU POUCE. (Cubito-sus-métacarpien du pouce.)	Cubitus et radius ; ligament inter-osseux ; aponévrose intermédiaire à ce muscle et au long extenseur du pouce. Tubercule de l'extrémité supérieure du premier métacarpien.
COURT EXTENSEUR DU POUCE. (Cubito-sus-phalangien du pouce.)	Cubitus et radius en dessous du précédent et ligament inter-osseux. Extrémité supérieure de la première phalange du pouce.
LONG EXTENSEUR DU POUCE. (Cubito-sus-phalangellien du pouce.)	Cubitus et ligament inter-osseux ; aponévrose qui sépare ce muscle de l'extenseur de l'indicateur et du cubital postérieur. Extrémité supérieure de la dernière phalange du pouce.
EXTENSEUR PROPRE DE L'INDICATEUR. (Cubito-sus-phalangellien de l'indicateur.)	Cubitus et ligament inter-osseux ; aponévrose qui sépare ce muscle du long extenseur du pouce. Réunion avec le tendon de l'extenseur commun qui va à l'indicateur.

Muscles de la Main.

Du Pouce.

COURT ABDUCTEUR DU POUCE. (Carpo-sus-phalangien du pouce.)	Scaphoïde, ligament annulaire ; division du tendon du long abducteur. Côté externe de l'extrémité supérieure de la première phalange du pouce.

OPPOSANT DU POUCE.
(Carpo-métacarpien du pouce.)

Trapèze; ligament annulaire; aponévrose inter-musculaire.
Bord externe et face antérieure du premier métacarpien.

COURT FLÉCHISSEUR DU POUCE.
(Carpo-phalangien du pouce.)

Il se divise en trois faisceaux qui représentent une N. Le premier faisceau s'attache d'une part au trapèze, au ligament annulaire et à une aponévrose inter-musculaire; d'autre part au sésamoïde externe et au côté correspondant de l'articulation. Un faisceau oblique naît de ce sésamoïde et va se continuer avec le troisième faisceau. Celui-ci s'attache au grand os, et se termine au sésamoïde interne et au côté correspondant de l'articulation.

ADDUCTEUR DU POUCE.
(Métacarpo-phalangien du pouce.)

Bord antérieur du troisième métacarpien, face antérieure du grand os et ligament qui unit ces deux os ; trapézoïde.
Côté interne de la première phalange du pouce.

Du petit Doigt.

PALMAIRE CUTANÉ.

Ligament annulaire antérieur du carpe, bord interne de l'aponévrose palmaire.
Peau, à l'union des faces dorsale et palmaire.

ABDUCTEUR DU PETIT DOIGT.
(Carpo-phalangien du petit doigt.)

Os pisiforme, expansion du cubital antérieur.
Côté interne de la première phalange du petit doigt.

PETIT FLÉCHISSEUR DU PETIT DOIGT.
(Partie du court phalangien du petit doigt.

Apophyse unciforme de l'os crochu ; ligament annulaire.
Côté interne de la première phalange du petit doigt.

OPPOSANT DU PETIT DOIGT.
(Carpo-métacarpien du petit doigt.)

Apophyse unciforme de l'os crochu, ligament annulaire, aponévrose inter-musculaire.
Côté interne et partie de la face interne du cinquième métacarpien.

Inter-osseux.

(Métacarpo-phalangiens latéraux.)

Ils sont abducteurs ou adducteurs, selon qu'ils écartent ou qu'ils éloignent les doigts de l'axe de la main. Cet axe est dans la direction du troisième métacarpien.

Les abducteurs sont dorsaux et palmaires; les adducteurs n'occupent que la partie intérieure des os métacarpiens.

Les abducteurs s'attachent à deux os métatarsiens; les adducteurs, à un seul.

Les abducteurs et les adducteurs se terminent au côté de la phalange du doigt, dont ils sont moteurs.

Le doigt médius seul a deux abducteurs.

MEMBRES ABDOMINAUX.

Muscles de la Hanche.

GRAND FESSIER.
(Sacro-fémoral.)

1° Ligne courbe supérieure de l'os coxal; portions voisines de la face externe et de la crête iliaque ; 2° aponévroses du sacro-spinal et ligament sacro-épineux; 3° tubercules de la face postérieure du sacrum situés en dehors des trous sacrés; 4° bords latéraux du sacrum et du coccyx et face postérieure du grand ligament sacro-sciatique; 5° aponévrose du moyen fessier.

Rugosités qui vont du grand trochanter à la ligne âpre du fémur.

MOYEN FESSIER.
(Grand ilio-trochantérien.)

Espace compris entre les deux lignes courbes et portion correspondante de la crête iliaque; épine iliaque antérieure et supérieure et échancrure sous-jacente; aponévrose de la face externe du muscle; aponévrose fascia-lata.

Ligne oblique de la face externe du grand trochanter.

PETIT FESSIER.
(Petit ilio-trochantérien.)

Surface comprise entre la ligne courbe iliaque inférieure et le sourcil cotyloïdien.

Moitié antérieure du bord supérieur et bord antérieur du grand trochanter.

PYRAMIDAL. (Sacro-trochantérien.)	Face antérieure du sacrum en dehors des trous sacrés et languettes qui séparent ces trous ; face antérieure du grand ligament sacro-sciatique ; partie supérieure de l'échancrure sciatique. Partie postérieure du bord supérieur du grand trochanter.
OBTURATEUR INTERNE. (Sous-pubio-trochantérien interne.)	Contour du trou sous-pubien, lame osseuse du fond de la cavité cotyloïde, aponévroses obturatrice et pelvienne. Partie supérieure du grand trochanter au-dessus de la cavité digitale.
JUMEAUX PELVIENS. (Ischio-trochantériens.)	Face externe de l'épine sciatique et petite échancrure sciatique au contour de la surface de glissement du muscle précédent (jumeau supérieur) ; partie supérieure du bord externe de la tubérosité sciatique (jumeau inférieur). Partie supérieure du grand trochanter au-dessus de la cavité digitale, et bords du tendon de l'obturateur interne.
CARRÉ CRURAL. (Ischio-sous-trochantérien.)	Bord externe de la tubérosité sciatique. Ligne étendue du grand trochanter au petit trochanter.
OBTURATEUR EXTERNE. (Sous-pubio-trochantérien externe.)	Contour du trou sous-pubien et aponévrose obturatrice. Cavité digitale du grand trochanter.

Muscles de la Cuisse.

Antérieurs.

COUTURIER. (Ilio-prétibial.)	Épine iliaque antérieure et supérieure, et échancrure sous-jacente ; aponévrose intermédiaire à ce muscle et au muscle du *fascia-lata.* Partie interne de la crête du tibia au-dessous de la tubérosité antérieure.
TENSEUR DE L'APONÉVROSE FASCIA-LATA. (Ilio-aponévrosi-fémoral.)	Épine iliaque antérieure et supérieure, partie voisine de la lèvre externe de la crête iliaque. Aponévrose fascia-lata.
DROIT ANTÉRIEUR. (Ilio-rotulien.)	Épine iliaque antérieure et inférieure (tendon direct) ; empreinte rugueuse située au-dessus du sourcil cotyloïdien (tendon réfléchi). Bord supérieur de la rotule.

TRICEPS CRURAL. (Trifémoro-rotulien.)	1° Base du grand trochanter et crête verticale située au-dessous du bord antérieur de cette éminence ; ligne oblique qui en part en arrière et va se terminer à la ligne âpre du fémur, lèvre externe de la ligne âpre, tendon du grand fessier (vaste externe); 2° lèvre interne de la ligne âpre et cloison inter-musculaire interne (vaste interne); 3° ligne oblique qui réunit en avant les deux trochanters, faces antérieures et externe et bords latéraux du fémur. (Portion moyenne). Bords supérieur et latéraux de la rotule ; aponévroses du genou.
SOUS-CRURAL.	Bas de la face antérieure du fémur. Partie supérieure de la capsule synoviale du genou.

Postérieurs.

BICEPS. (Ischio-fémoro-péronier.)	1° Partie supérieure du bord externe de la tubérosité sciatique (longue portion) : 2° interstice de la ligne âpre du fémur près de la lèvre externe, division externe de cette ligne âpre, aponévrose du vaste externe (courte portion). Face externe et bords de la tête du péroné, tubérosité externe du tibia.
DEMI-TENDINEUX. (Ischio-prétibial.)	Tendon commun à ce muscle et au biceps; tubérosité sciatique. Tubérosité antérieure du tibia derrière le couturier, au-dessous du droit interne.
DEMI-MEMBRANEUX. (Ischio-popliti-tibial.)	Partie supérieure et externe de la tubérosité sciatique, au-devant des deux muscles précédents. Tendon à trois branches dont l'externe s'attache au-dessus du condyle externe du fémur, la moyenne à la partie postérieure de la tubérosité interne du tibia, l'interne à la partie interne de cette tubérosité.

Internes.

DROIT-INTERNE. (Sous-pubio-prétibial.)	Bord interne du corps et lèvre externe de la branche descendante du pubis jusqu'à l'ischion. Tubérosité antérieure du tibia au-dessus du demi-tendineux.

PECTINÉ.
(Sus-pubio-fémoral.)

Crête horizontale du pubis; aponévrose qui naît de cette crête; surface pectinée ou pubienne.
Ligne qui va du petit trochanter à la ligne âpre.

PREMIER ADDU. TEUR.
(Pubio-fémoral.)

Épine du pubis et portion osseuse sous-jacente.
Tiers moyen de la ligne âpre.

SECOND. ADDUCTEUR.
(Sous-pubio-fémoral.)

Corps du pubis.
Ligne âpre.

GRAND ADDUCTEUR.
(Ischio-fémoral.)

Partie inférieure de la branche descendante du pubis, branche ascendante et partie antérieure de la tubérosité de l'ischion.
Division externe et supérieure de la ligne âpre, interstice de cette ligne et division interne et inférieure jusqu'au condyle interne.

Muscles de la Jambe.

Antérieurs.

JAMBIER ANTÉRIEUR.
(Tibio-sus-tarsien.)

Tubérosité antérieure, trois quarts supérieurs de la crête et de la face externe du tibia, partie voisine du ligament inter-osseux, aponévroses jambière, intermédiaire à ce muscle et à l'extenseur commun des orteils.
Tubercule du premier os cunéiforme et premier os métatarsien.

EXTENSEUR DU GROS ORTEIL.
(Péronéo-sus-phalangettien du pouce.)

Moitié antérieure de la face interne du péroné et partie voisine du ligament inter-osseux.
Extrémité postérieure de la dernière phalange du gros orteil.

LONG EXTENSEUR DES ORTEILS.
(Péronéo-sus-phalangettien commun des orteils.)

Tubérosité antérieure du tibia et moitié antérieure de la face interne du péroné; portion voisine du ligament inter-osseux; aponévroses jambière et inter-musculaires.
Phalangines et phalangettes des quatre derniers orteils. (Divisions semblables à celles de l'extenseur commun des doigts.)

PÉDIEUX.
(Calcanéo-sus-phalangettien commun.)

1° Face supérieure du calcanéum; 2° ligaments calcanéo-astragalien et annulaire du tarse.
Continuation avec le tendon de l'extenseur propre du gros orteil et avec ceux du long extenseur qui se terminent aux 2e, 3e et 4e orteils.

PÉRONIER ANTÉRIEUR.

Partie inférieure de la moitié antérieure de la face interne du péroné, aponévrose intermédiaire à ce muscle et aux péroniers latéraux. Extrémité postérieure du cinquième métatarsien.

Postérieurs.

JUMEAUX.
(Bifémoro-calcaniens.)

1° Empreintes situées au-dessus des deux condyles du fémur.
Tendon d'Achille.

PLANTAIRE GRÊLE.
(Petit-fémoro-calcanien.)

Partie inférieure de la bifurcation externe de la ligne âpre du fémur, immédiatement au-dessus du condyle externe; tissu fibreux qui double la capsule synoviale du genou.
Partie supérieure de la face interne du calcanéum, ou union avec le tendon d'Achille.

SOLÉAIRE.
(Tibio-calcanien.)

1° Face postérieure de la tête, tiers supérieur du bord externe et de la face postérieure du péroné; 2° tiers moyen du bord interne du tibia; 3° arcade aponévrotique étendue entre les deux os.
Moitié inférieure de la face postérieure du calcanéum (tendon d'Achille, résultant de l'union des aponévroses terminales des jumeaux avec le tendon du muscle soléaire.)

POPLITÉ
(Fémoro-popliti-tibial.)

Fossette située au-dessous et en arrière de la tubérosité externe du fémur, en dedans du ligament externe de l'articulation.
Surface triangulaire et ligne oblique de la face postérieure du tibia.

JAMBIER POSTÉRIEUR.
(Tibio-sous-tarsien.)

1° Ligne oblique et moitié externe de la face postérieure du tibia; 2° moitié postérieure de la face interne et bord interne du péroné; 3° face postérieure du ligament inter-osseux, aponévroses inter-musculaires.
Tubercule du scaphoïde et premier os cunéiforme, second et troisième cunéiforme et quelquefois cinquième métatarsien (expansions).

COURT FLÉCHISSEUR COMMUN DES ORTEILS.
(Calcanéo-sous-phalangiuien commun des orteils.)

1° Tubérosité externe et partie voisine de la face inférieure du calcanéum; 2° aponévroses plantaire et inter-musculaires qui le séparent des régions plantaires externe et interne.
Bords des secondes phalanges des quatre derniers orteils (deux languettes.)

LONG FLÉCHISSEUR COMMUN.

(Tibio-phalangettien commun.)

Ligne oblique et partie moyenne de la face postérieure du tibia au-dessous du poplité et du soléaire, entre le soléaire et le jambier ; aponévrose inter-musculaire.

Dernières phalanges des quatre derniers orteils.

ACCESSOIRE DU LONG FLÉCHISSEUR.

Face inférieure et gouttière du calcanéum ; ligament calcanéo-scaphoïdien.

Bord externe et face inférieure du tendon du long fléchisseur commun, expansion du tendon du fléchisseur propre du gros orteil.

LOMBRICAUX.

(Planti-sous-phalangiens.)

Deux tendons du long fléchisseur commun, entre lesquels ils sont placés. Le premier ne s'attache qu'au premier tendon.

Côté interne des premières phalanges des quatre derniers orteils et bords correspondants des tendons du long extenseur commun des orteils.

LONG FLÉCHISSEUR DU GROS-ORTEIL.

(Péronéo-sous-phalangien du pouce.)

1° Deux tiers inférieurs de la face postérieure et des bords interne et externe du péroné ; 2° partie inférieure du ligament inter-osseux, aponévrose intermédiaire à ce muscle et au jambier postérieur, en dedans, en dehors aux péroniers latéraux.

Dernière phalange du gros orteil.

Muscles du Pied.

Du gros Orteil.

ABDUCTEUR DU GROS ORTEIL.

(Calcanéo-sous-phalangien du premier orteil.)
(Adducteur des auteurs.)

1° Tubérosité interne et partie voisine de la face interne du calcanéum ; 2° ligament annulaire interne ; aponévrose plantaire intermédiaire à ce muscle et au court fléchisseur des orteils.

Partie interne de la première phalange du gros orteil.

COURT FLÉCHISSEUR DU GROS ORTEIL.

(Tarso-sous-phalangien du premier orteil.)

Partie antérieure de la face inférieure du calcanéum, deux derniers os cunéiformes et ligaments correspondants.

Sésamoïdes de l'articulation.

ADDUCTEUR OBLIQUE DU GROS ORTEIL.

(Métatarso-sous-phalangien du premier orteil.)

Cuboïde et gaîne du grand péronier, extrémité postérieure des trois derniers métatarsiens ; ligaments qui unissent ces os.

Partie externe de l'extrémité postérieure de la première phalange du gros orteil

ADDUCTEUR TRANSVERSE DU GROS ORTEIL.

(Métatarso sous-phalangien transverse du premier orteil.)

Ligament transverse du métatarse et ligament antérieur des quatre dernières articulations métatarso-phalangiennes. (Languettes.)
Tendon terminal de l'adducteur oblique.

Du dernier Orteil.

ABDUCTEUR DU PETIT ORTEIL.

(Calcanéo-sous-phalangien du petit orteil.)

1º Tubérosité externe du calcanéum ; 2º aponévrose plantaire et extrémité postérieure du cinquième métatarsien ; aponévrose intermédiaire à ce muscle et au court fléchisseur des orteils.
Partie externe de l'extrémité postérieure de la première phalange du petit orteil.

COURT FLÉCHISSEUR DU PETIT ORTEIL.

(Tarso-sous-phalangien du petit orteil.)

Partie inférieure du cinquième métatarsien et gaîne du grand péronier.
Ligament inférieur de l'articulation métatarso-phalangienne du petit orteil.

Inter-osseux.

(Métatarso-phalangiens latéraux.)

L'axe du pied est dans la direction du deuxième os du métatarse.
Le second orteil seul a deux inter-osseux dorsaux et abducteurs.
Voir les inter-osseux de la main.

APONÉVROLOGIE. { APONÉVROSES EN GÉNÉRAL.
APONÉVROSES EN PARTICULIER.

APONÉVROSES EN GÉNÉRAL.

DIVISION.........
- Aponévrose sous-cutanée (*fascia superficialis*), enveloppe générale du corps destinée à soutenir les parties profondes, à aider l'action musculaire, à fournir des gaines aux vaisseaux et aux nerfs superficiels.
- Aponévr. d'enveloppe pour tout un membre, pour quelques muscles ou pour un seul ; gaines fibreuses des tendons ; anneaux, arcades et canaux pour le passage des nerfs et des vaisseaux.
- Aponévr. intermédiaires à plusieurs muscles, servant de points d'attache ou de simples cloisons.
- Aponévr. d'insertion des muscles larges ; épanouissement des tendons.

STRUCTURE.......
- Fibres parallèles, quelquefois entre-croisées par d'autres fibres.
- Vaisseaux et nerfs peu connus. (On a suivi des nerfs dans la dure-mère.)

PROPRIÉTÉS ET USAGES.
- Résistance aux déplacements.
- Inextensibilité, à moins que la distension n'ait lieu par degrés.
- Peu ou point d'élasticité.
- Sensibilité développée par une extension brusque ; insensibilité à toute autre action stimulante.

APONÉVROSES EN PARTICULIER
- DU CRANE.
- DE LA FACE.
- DU COU.
- DU THORAX.
- DE L'ABDOMEN.
- DU BASSIN.
- DU MEMBRE INFÉRIEUR.
- DU MEMBRE SUPÉRIEUR.

APONÉVROSES DU CRANE.

Épicrânienne; —Temporale.

—

Aponévrose Épicrânienne.

En arrière elle se continue avec les muscles occipitaux et va dans leur intervalle s'attacher a la protubérance occipitale et à la ligne courbe supérieure; en avant, elle se continue avec les muscles frontaux et se prolonge en pointe dans leur intervalle jusqu'à la racine du nez; sur les côtés, elle se continue avec les muscles auriculaires supérieur et antérieur, et en devant adhère à l'arcade zygomatique.

Aponévrose temporale.

Elle s'attache supérieurement à la ligne courbe; en bas, par un feuillet superficiel, à la lèvre externe, et par un feuillet profond, à la face interne de l'arcade zygomatique.

—

APONÉVROSES DE LA FACE.

Parotidienne; — Masséterine; — Buccale; — Buccinato-pharyngienne.

—

Aponévrose parotidienne.

C'est la capsule de la grande parotide. Elle se continue en avant avec l'aponévrose massétérine; en bas avec l'aponévrose cervicale.

Aponévrose massétérine.

C'est la gaîne du masseter. Continue en arrière avec l'aponévrose parotidienne, en avant elle envoie un prolongement qui se perd dans le tissu cellulaire, et se recourbe sur le bord antérieur du muscle, pour se fixer sur le bord correspondant de la mâchoire. Fixée en haut à l'arcade zygomatique, elle se continue en bas avec l'aponévrose cervicale.

Aponévrose buccale.

Expansion du canal de Sténon; elle s'étend autour de lui dans l'étendue de quelques lignes sur la face externe du muscle buccinateur.

Aponévrose buccinato-pharyngienne, c'est une lame forte, continue avec ce qu'on nomme le ligament ptérigo-maxillaire et qui s'étend et se perd sur les muscles buccinateur et constricteur supérieur du pharynx.

—

4*

APONÉVROSES DU COU.

Fascia superficialis ; — Cervicale proprement dite ; — Sus-claviculaire ; — Prévertébrale.

—

Fascia superficialis du cou.

Il unit les muscles peauciers, et se perd en bas dans le tissu cellulaire de la poitrine.

Aponévrose cervicale.

Entre la ligne médiane et la gaîne dés muscles trapèzes avec laquelle elle se continue, l'aponévrose cervicale forme de chaque côté : 1° deux gaînes pour les muscles sterno-hyoïdien et sterno-thyroïdien ; 2° la gaîne du sterno-mastoïdien ; 3° elle adhère au tendon du muscle omoplato-hyoïdien et concourt par son adhérence avec l'aponévrose prévertébrale à former la gaîne des gros vaisseaux du cou.

En haut, se continue avec les aponévroses massétérine et parotidienne et sépare, par un feuillet profond attaché à la mâchoire, la glande parotide de la glande sous-maxillaire.

En bas, elle se continue et se perd sur le devant de la poitrine par le feuillet antérieur au sterno-mastoïdien ; s'attache par un autre au bord postérieur de la clavicule et à la fourchette du sternum, et descend par un troisième dans la poitrine où elle se perd en se continuant avec le tissu cellulaire antérieur au péricarde et avec le péricarde lui-même.

Aponévrose-sus-claviculaire.

On nomme ainsi la portion de l'aponévrose cervicale comprise entre le sterno-mastoïdien et le trapèze.

Aponévrose prévertébrale.

Elle naît, en haut, de l'apophyse basilaire de l'occipital; en dedans, du ligament vertébral antérieur; se perd, en dehors, dans le tissu cellulaire, et en bas s'attache au bord supérieur de l'omoplate et à la moitié externe du bord postérieur de la clavicule. Elle recouvre les muscles longs du cou, grands et petits droits antérieurs, les scalènes et le plexus brachial. C'est la gaîne commune de tous ces objets.

—

APONÉVROSES THORACIQUES.

Inter-costales ; — Vertébrale ou des muscles dentelés.

—

Aponévroses inter-costales.

On en distingue : une antérieure, continuation du muscle inter-costal externe; une postérieure, continuation du muscle inter-costal interne et une interne sous-jacente à la plèvre , qui double les muscles inter-costaux.

Aponévrose vertébrale.

Elle s'attache en dedans aux apophyses épineuses dorsales , en dehors aux angles costaux, et se confond avec les tendons du sacro-lombaire. En bas elle se continue avec le petit dentelé inférieur ; en haut elle ne fait qu'adhérer au bord inférieur du petit dentelé supérieur , et passe au-dessous de lui pour se continuer avec le bord externe du splénius.

—

APONÉVROSES ABDOMINALES.

Antérieures ; — Postérieures ; — Lombo-iliaque.

ANTÉRIEURES.
- Fascia superficialis.
- Aponévrose ventrière.
- Ap. de l'oblique externe.
- Ap. antérieure de l'oblique interne.
- Ap. antérieure du transverse.
- Fascia transversalis.
- Bandelette iléo-pubienne ou ligament d'Esselbach.
- Canal inguinal.
- Ligne blanche.

—

Fascia superficialis de l'abdomen.

Né insensiblement sur le devant de la poitrine, en dehors il se perd dans la région lombaire, et quelquefois se continue jusqu'à la colonne vertébrale où il s'attache. En dedans les fascia des deux côtés se confondent entre eux et avec la ligne blanche. En bas ils se continuent avec le fascia superficialis de la cuisse, avec le dartos , et avec le fascia superficialis de la verge, en lui formant un ligament suspenseur accessoire, et s'insèrent par un feuillet profond à l'aponévrose crurale, un peu au-dessous de l'arcade. Ce feuillet profond sépare l'abdomen de la cuisse.

Aponévrose ventrière.

C'est un faisceau de fibres étendu du bas de la ligne blanche et de l'aponévrose du grand oblique au pli de la peau qui sépare la cuisse du périnée.

Aponévrose de l'oblique externe.

Elle concourt, en dedans, à former la ligne blanche ; donne naissance, en dehors, aux fibres charnues et se continue en haut avec le grand pectoral. En bas elle forme l'*anneau inguinal* et l'*arcade crurale*.

L'*anneau inguinal* est une ouverture triangulaire formée par l'écartement de l'aponévrose triangulaire. Ses bords, qu'on nomme piliers, se distinguent en interne et en externe. Le pilier interne large s'attache en partie au pubis opposé et se continue en partie sur le *fascia lata* de la cuisse opposée et sur le dos du pénis. Le pilier externe n'est autre chose que la terminaison de l'arcade crurale. Le sommet est maintenu par des fibres superficielles ou écartées ou rapprochées en une bande qu'on nomme *fascia intercolumnaris*. La base est maintenue par un faisceau profond né de l'aponévrose opposée et terminé au pubis et à l'arcade crurale. Ce faisceau qui adhère à la partie postérieure des piliers se nomme *fascia triangularis* ou *ligament de Colles*

L'*arcade crurale*, *ligament* de Fallope ou *de Poupart*, partie inférieure de l'aponévrose du grand-oblique, se fixe à l'épine iliaque antérieure et supérieure, et se continue dans l'étendue d'un pouce avec le *fascia iliaca* et l'aponévrose crurale. De là il se dirige vers le pubis et s'insère 1° à l'épine pubienne et au delà en formant le pilier externe de l'anneau inguinal ; 2° au *ligament de Cooper*, bande de fibres transverses continue à la crête horizontale du pubis, en se réfléchissant en dessous.

Cette portion réfléchie, triangulaire, est le *ligament de Gimbernat.* Son bord externe falciforme forme, avec l'arcade crurale et le *fascia iliaca*, l'*anneau crural;* anneau traversé par les vaisseaux fémoraux et par quelques filets nerveux.

Aponévrose antérieure de l'oblique interne.

Elle se divise au bord du muscle droit en feuillet superficiel qui couvre toute la face antérieure de ce muscle, et en feuillet profond qui ne répond qu'aux trois quarts supérieurs de la face postérieure. Ces deux feuillets se confondent dans la ligne blanche.

Aponévrose antérieure du transverse.

Elle s'unit dans les trois quarts supérieurs du muscle droit au feuillet postérieur du petit oblique, et dans le quart inférieur du feuillet antérieur. pour concourir avec eux à former la ligne blanche; en sorte qu'elle se distingue en portion supérieure qui passe derrière le muscle droit, et en portion inférieure qui passe devant.

Ces trois aponévroses forment au muscle droit une gaine dont la paroi antérieure est composée, en haut, de deux feuillets : l'aponévrose du grand oblique et le feuillet antérieur de l'aponévrose du petit oblique ; en bas, de trois feuillets ; les deux précédents d'abord et de plus la portion inférieure de l'aponévrose du transverse. La paroi postérieure qui n'existe que dans les trois quarts supérieurs du muscle droit est formée de deux feuillets : le feuillet postérieur de l'aponévrose du petit oblique et la portion supérieure de l'aponévrose du transverse

En prenant la ligne blanche comme point de départ des aponévroses antérieures de l'abdomen, on peut dire qu'elle se divise de chaque côté en deux parois pour former la gaine du muscle droit. La paroi antérieure se compose d'un premier feuillet qui se continue avec le grand oblique, d'un second feuillet qui se continue avec le petit oblique, et d'un troisième feuillet qui n'existe qu'en bas et se continue avec le muscle transverse. La paroi postérieure n'existe que dans les trois quarts supérieurs du muscle droit : elle se compose d'un premier feuillet qui se continue avec le petit oblique, et d'un second qui se continue avec le transverse.

Fascia transversalis.

Il naît du ligament de Gimbernat et de l'arcade crurale par deux lames, dont l'interne passe derrière l'externe et va se continuer avec le bord du muscle droit. Ces deux lames forment, en s'écartant, l'orifice supérieur du canal inguinal du contour de cet orifice par une expansion qui se continue avec la gaine commune au cordon et au testicule.

Bandelette iléo-pubienne.

L'anneau crural et l'orifice supérieur du canal inguinal sont fortifiés par une bande fibreuse qui naît de l'épine iliaque antérieure et supérieure et de la lèvre interne de la crête, et se porte vers le pubis. Parvenue à l'anneau crural, elle se divise en deux portions : l'une qui passe derrière les vaisseaux fémoraux et s'attache à l'éminence iléo-pectinée ; l'autre qui passe au-devant des vaisseaux et qui se divise elle-même pour embrasser l'orifice supérieur de l'anneau inguinal ; ses fibres s'insèrent au ligament de Cooper, au pubis, ou se perdent à la face postérieure du *fascia transversalis*. Ainsi cette bandelette qu'on appelle *iléo-pubienne* ou *ligament d'Esselbach*, simple d'abord, se divise ensuite en trois faisceaux : l'un postérieur à l'anneau crural ; un autre intermédiaire à cet anneau et à l'orifice supérieur du canal inguinal ; un troisième enfin supérieur à cet orifice.

Canal inguinal.

On distingue le trajet et deux orifices.

Le trajet est formé : en avant par l'aponévrose du grand oblique ; en bas par le bord réfléchi de cette aponévrose qui forme le ligament de Gimbernat ; en arrière par le fascia transversalis ; en haut par les bords réunis des muscles petit oblique et transverse.

L'orifice supérieur ou abdominal est formé par le *fascia transversalis.*. L'orifice inférieur est l'anneau inguinal que nous avons décrit.

Ligne blanche.

La *ligne blanche* est une bande fibreuse étendue du sternum au pubis , entre les muscles droits. Fixée fortement à la symphyse, elle s'étend derrière l'extrémité de ces muscles en un petit faisceau triangulaire, inséré à l'angle du pubis. Elle est le résultat de l'entre-croisement des aponévroses des muscles grands obliques, petits obliques et transverses. Elle offre chez le fœtus l'*anneau ombilical*, et chez l'adulte la *cicatrice ombilicale* qui remplace cet anneau.

APONÉVROSES DU BASSIN

Fascia superficialis; — Aponévr. périnéale inférieure; —Périnéale moyenne ; — Périnéale supérieure; — Obturatrice ; —Lombo-iliaque.

Fascia superficialis.

Le fascia superficialis du périnée est le prolongement du dartos terminé en pointe à la partie antérieure de l'anus.

Aponévrose inférieure.

Elle s'attache aux branches ascendantes de l'ischion et descendantes du pubis au-dessous des muscles ischio-caverneux , bulbo-caverneux et transverse du périnée ; se perd insensiblement sur la verge et se termine au bord postérieur du muscle transverse en se continuant avec l'aponévrose moyenne.

Aponévrose moyenne ou ligament de Carcassonne.

Elle s'attache aux branches ascendantes de l'ischion et descendantes du pubis en dessus des muscles précédents ; se continue, en avant, avec le ligament triangulaire du pubis ; en arrière elle se confond avec la précédente au bord postérieur du transverse et se continue avec le feuillet inférieur de la gaîne du muscle releveur de l'anus, feuillet que quelques auteurs regardent comme la continuation de l'aponévrose périnéale moyenne.

Aponévrose supérieure ou pelvienne.

Fixée au détroit supérieur du bassin, elle se continue, en avant, sur la vessie en formant deux petits ligaments pubio-vésicaux ; et en arrière se perd sur le sacrum. De chaque côté elle se confond avec une bande fibreuse étendue du pubis à l'épine sciatique, et continue sur les côtés de la vessie et du rectum.

Aponévrose obturatrice.

Appliquée sur le muscle obturateur interne, elle s'attache à la face postérieure et à la branche horizontale du pubis, et se continue avec le grand ligament sacro-sciatique. Elle concourt à former le canal des vaisseaux et nerfs obturateurs.

Aponévrose lombo-iliaque.

Elle s'attache : 1° sur les côtés de la colonne lombaire, en formant, au niveau des gouttières vertébrales, des arcades pour les vaisseaux ; 2° au détroit supérieur du bassin. En dehors elle se continue avec le feuillet antérieur de l'aponévrose du muscle transverse, et plus bas se termine à la lèvre interne de la crête iliaque. En haut elle se continue avec une arcade aponévrotique du diaphragme étendue entre l'apophyse transverse de la première vertèbre lombaire et le corps de la seconde. En bas elle se continue jusqu'à l'insertion des muscles psoas et iliaque.

APONÉVROSES DU MEMBRE ABDOMINAL.

De la fesse ; — De la cuisse ; — De la jambe ; — Du pied.

Aponévroses de la Fesse.

Fixée au sacrum et à la lèvre externe de la crête iliaque, elle se divise au bord supérieur du grand fessier et au bord postérieur du muscle du *fascia lata*, embrasse ces deux muscles, au delà desquels elle redevient simple et se continue avec l'aponévrose fémorale.

Aponévrose de la Cuisse.

Fascia superficialis ; — Fascia cribriformis ; — Aponévrose crurale ou fémorale ;
Canal crural ; — Canal sous-pubien.

Fascia superficialis.

Il se continue avec le fascia superficialis de l'abdomen et adhère fortement à l'aponévrose fémorale, par des prolongements fibreux à l'embouchure de la veine saphène. Entre cette adhérence, le feuillet du fascia superficialis abdominal qui s'attache à l'arcade, la peau et le fascia *cribriformis*, existe un espace qui renferme les ganglions inguinaux superficiels, et où se développent les bubons et les hernies crurales.

Fascia cribriformis.

Portion superficielle de l'aponévrose crurale criblée de trous, comprise entre la gaîne du muscle pectiné, le bord interne du couturier, l'embouchure de la veine saphène, le ligament de Gimbernat et l'arcade crurale, auxquels elle se fixe.

Aponévrose fémorale.

En haut et en avant elle naît du tiers externe de l'arcade fémorale, des deux épines iliaques, du ligament de Gimbernat, et par un feuillet profond du ligament de Cooper ; en dedans, du corps et de la branche descendante du pubis et de la branche ascendante de l'ischion ; en arrière et en dehors elle se continue avec l'aponévrose fessière.

Inférieurement elle se continue en arrière, avec l'aponévrose jambière ; en avant elle enveloppe le ligament rotulien, et va se fixer à la tubérosité antérieure du tibia. En dedans elle se confond avec le tendon du couturier, et au delà se continue avec l'aponévrose jambière ; en dehors elle s'attache par un prolongement très-fort à la tubérosité externe du tibia.

L'aponévrose fémorale forme : 1° la gaîne du muscle *fascia lata* ; 2° la gaîne du couturier ; 3° la gaîne du droit antérieur ; 4° la gaîne du triceps ; 5° la gaîne des vaisseaux fémoraux ; 6° la gaîne du premier adducteur et du pectiné ; 7° la gaîne du droit interne ; 8° la gaîne de l'obturateur externe et du second adducteur : 9° la gaîne du troisième adducteur ; 10° la gaîne des muscles demi-tendineux, demi-membraneux et biceps.

Canal crural.

On lui distingue une partie moyenne et deux orifices.

La partie moyenne est formée en avant et en dedans par le *fascia cribriformis* ; en arrière et en dehors par l'aponévrose qui recouvre les muscles psoas et iliaque.

L'orifice inférieur, couvert en avant par le *fascia cribriformis*, est borné en arrière par une arcade de l'aponévrose crurale.

L'orifice supérieur ou anneau crural est formé en avant par l'arcade crurale, en arrière par le bord horizontal du pubis, en dehors par l'aponévrose des muscles psoas et iliaque. L'angle interne est formé par le ligament de Gimbernat.

Aponévrose jambière.

Fixée au côté externe de la tubérosité antérieure du tibia, à la tête du péroné et au tendon du muscle biceps, elle se continue avec l'aponévrose fémorale, en arrière, en avant et au-devant du tendon rotulien ; en dehors et en dedans avec les expansions tendineuses des muscles biceps, couturier, droit interne et demi-tendineux.

Inférieurement elle adhère aux deux malléoles et se continue avec les ligaments annulaires du coude-pied

En avant et en arrière, elle s'attache aux bords antérieur et interne du tibia; excepté inférieurement, où elle se continue sur la face interne.

L'aponévrose jambière est divisée par des cloisons inter-musculaires en trois grandes gaînes : une pour la région antérieure, une pour la région externe, et une pour les muscles postérieurs.

La gaîne antérieure offre une gaîne propre au jambier antérieur, et une gaîne commune aux muscles extenseur propre du gros orteil, extenseur commun des orteils, et péronier antérieur.

La gaîne des muscles postérieurs est divisée en deux gaînes secondaires : l'une pour les muscles jumeaux, soléaire et plantaire grêle ; l'autre pour les muscles poplité, fléchisseur propre du gros orteil, fléchisseur commun des orteils, et jambier postérieur. La gaîne des muscles profonds est divisée en gaînes partielles, pour chacun d'eux. Les vaisseaux et nerfs poplités, qui sont d'abord dans la gaîne des muscles superficiels, se placent dans la gaîne des muscles profonds, au-dessous du muscle poplité.

LIGAMENTS ANNULAIRES DU TARSE.

Il y en a trois : l'antérieur, l'interne et l'externe.

Ligament annulaire antérieur.

Il s'attache au calcanéum au-devant du creux calcanéo-astragalien d'une part, et d'autre part au bord antérieur de la malléole interne. Dans l'intervalle de ces deux points, il se divise deux fois pour former deux gaînes complètes : l'une, aux muscles extenseur commun des orteils et péronier antérieur ; l'autre, au jambier antérieur. Entre ces deux gaînes il passe, sans se diviser, au-devant de l'extenseur propre du gros orteil.

Un faisceau fibreux continu au ligament précédent, ayant la même origine, passe au-devant des tendons, leur forme une bride commune, et se continue avec l'aponévrose dorsale du pied. Il envoie des cloisons qui se continuent avec l'aponévrose du muscle pédieux dans l'intervalle des tendons, concourt ainsi avec cette aponévrose à leur former à chacun une gaîne, mais sans se dédoubler. C'est un ligament annulaire dorsal secondaire.

Ligament annulaire interne.

Étendu de la malléole interne à la face interne du calcanéum, continu aux aponévroses jambière et plantaire, dont il n'est pas distinct. Il forme avec la voûte du calcanéum une gaîne multiple divisée par des cloisons en quatre gaînes secondaires : une pour les vaisseaux et nerfs tibiaux postérieurs, c'est la plus superficielle ; trois autres pour les tendons des muscles : fléchisseur propre du gros orteil, fléchisseur commun des orteils et jambier postérieur ; placées d'arrière en avant dans l'ordre où je viens d'énumérer les tendons. La gaîne oblique du fléchisseur propre du gros orteil l'accompagne derrière l'astragale et sous le calcanéum. Celle du fléchisseur commun le quitte à l'aponévrose plantaire. La gaîne du jambier postérieur l'accompagne jusqu'à son insertion.

Ligament annulaire externe.

Il s'étend de la malléole externe au calcanéum. Avec le ligament externe moyen de l'articulation tibio-tarsienne il forme une gaîne commune d'abord aux deux péroniers latéraux, divisée ensuite par une cloison en deux gaînes pour chacun d'eux.

Aponévroses du Pied.

Elles appartiennent au dos et à la plante du pied.

Les aponévroses du dos du pied sont : l'aponévrose dorsale et les interosseuses.

Aponévrose dorsale.

Fixée aux deux bords du pied, où elle se continue en même temps avec l'aponévrose plantaire ; continue en arrière avec le ligament dorsal secondaire. elle forme des gaînes, en avant, pour les tendons extenseurs et pour les vaisseaux et adhère aux aponévroses interosseuses et aux os dans les intervalles.

Aponévroses interosseuses dorsales.

Fixées aux os métatarsiens, elles recouvrent les muscles interosseux jusqu'à leur insertion antérieure.

Aux aponévroses de la plante du pied se rapportent l'aponévrose plantaire et les gaînes digitales.

Aponévrose plantaire

Née des tubérosités postérieures du calcanéum et du ligament annulaire interne du tarse, elle se compose de trois portions.

La portion moyenne offre cinq languettes digitales. Chacune d'elles s'insère à la peau par des prolongements ; forme , par sa face supérieure , une gouttière pour les tendons fléchisseurs, commence les gaînes digitales , et se fixe de chaque côté des articulations métatarso-phalangiennes au ligament plantaire transverse et aux ligaments glénoïdiens. Elles sont réunies par des fibres transversales et forment des gouttières en dessous pour les vaisseaux et nerfs collatéraux, au-dessus desquelles sont les muscles lombricaux.

La portion externe offre trois portions secondaires, l'une qui se confond avec la languette de la portion moyenne qui va au petit orteil ; une seconde qui s'attache au tubercule postérieur du cinquième métacarpien : une troisième mince, moyenne aux deux précédentes, qu'elle réunit, se perd sur l'abducteur du petit orteil, dont elle forme la gaîne. Elle complète le commencement de la gaîne du grand péronier.

La portion interne confondue en dehors avec la portion moyenne, attachée, en dedans, au bord interne du pied, se perd insensiblement sur le muscle adducteur du gros orteil.

Les trois portions de l'aponévrose plantaire sont distinguées à la face inférieure par deux rainures profondes. De ces rainures se détachent deux cloisons qui séparent en trois régions les muscles de la plante du pied. La cloison qui sépare la région plantaire moyenne de l'interne se fixe au premier os cunéiforme, au scaphoïde et à l'astragale. La cloison qui sépare les régions plantaire moyenne et plantaire externe se fixe à la crête du cuboïde et à la face supérieure du calcanéum.

APONÉVROSES DU MEMBRE THORACIQUE.

De l'épaule ; — Brachiale ; — Antibrachiale ; — Ligaments annulaires du carpe ; — Aponévrose de la main.

Aponévroses de l'Épaule.

Ce sont : les aponévroses deltoïdienne, sus-épineuse, sous-épineuse, claviculaire, axillaire et sous-scapulaire.

Aponévrose deltoïdienne.

L'aponévrose *deltoïdienne* a, supérieurement, les mêmes limites que le deltoïde ; inférieurement elle adhère au tendon de ce muscle et se continue avec l'aponévrose brachiale. En avant elle se continue avec la gaîne du grand pectoral, en arrière avec l'aponévrose sous-épineuse.

Aponévrose sus-épineuse.

Elle s'attache à l'épine, au bord coracoïdien et à la portion supérieure du bord spinal de l'omoplate. En dehors elle se confond avec les ligaments acromio et coraco-claviculaires.

Aponévrose sous-épineuse.

Elle s'attache à l'épine de l'omoplate, à la portion inférieure du bord spinal, à la crête qui sépare le grand rond et le sous-épineux et au bord axillaire. En dehors elle se fixe au tendon de la longue portion du triceps. En s'interposant au sous-épineux et au deltoïde, elle concourt à former la gaîne de tous deux. Elle donne naissance : à une petite cloison aponévrotique qui sépare à son origine le petit rond du sous-épineux, à une aponévrose qui se perd sur le grand rond, enfin à l'aponévrose du deltoïde au niveau de son bord postérieur.

Aponévrose claviculaire (*fascia clavicularis*).

Elle se fixe en haut au bord antérieur de la clavicule au-devant du muscle sous-clavier et à l'apophyse coracoïde, en bas au bord supérieur du petit pectoral ; en dehors elle embrasse, en se divisant, le tendon de ce muscle, et au delà se continue sur le paquet nervoso-vasculaire de l'aisselle jusqu'au tendon de la courte portion du muscle biceps.

Aponévrose axillaire (ligament triangulaire de l'aisselle).

Triangulaire elle se continue par ses bords avec la courte portion du biceps et avec le bord externe du petit pectoral. Sa base s'attache à la peau de l'aisselle, qu'elle tient soulevée.

Aponévrose sous-scapulaire.

Elle a pour limites le contour de la fosse de ce nom.

Aponévrose brachiale.

En haut elle naît des aponévroses deltoïdienne et sous-épineuse, des tendons du grand pectoral et du grand dorsal ; et dans l'intervalle de ces tendons, du tissu cellulaire du creux de l'aisselle. En bas elle se fixe aux tubérosités interne et externe de l'humérus, à l'olécrane, et se continue dans les intervalles de ces éminences avec l'aponévrose antibrachiale.

De l'oponévrose brachiale naissent deux cloisons : l'une, externe, se fixe au bord antérieur de la coulisse bicipitale et externe de l'humérus ; l'autre, interne, se fixe au bord postérieur de la coulisse bicipitale et interne de l'humérus.

Ces cloisons divisent l'aponévrose brachiale en deux grandes gaînes, dont la postérieure est propre au triceps brachial : dont l'antérieure renferme les muscles de la région antérieure et de plus l'extrémité supérieure des muscles grand supinateur et premier radial externe.

La gaîne postérieure est divisée en deux gaînes secondaires par une lame aponévrotique qui sépare la portion moyenne du triceps des deux portions latérales.

La gaîne antérieure forme en se divisant : 1° la gaîne du biceps brachial ; 2° la gaîne du brachial antérieur ; 3° la gaîne du coraco-brachial ; 4° la gaîne de la veine basilique ; 5° la gaîne de l'artère brachiale.

Aponévrose antibrachiale.

En haut elle se continue avec l'aponévrose brachiale sur les muscles de la région externe, et naît : d'expansions aponévrotiques des muscles triceps, biceps et brachial antérieur ; des saillies olécrane, épicondyle et épitrochlée, et d'une arcade étendue entre l'épitrochlée et l'olécrane sous laquelle passent le nerf et les vaisseaux cubitaux.

En bas elle adhère aux apophyses styloïdes du cubitus et du radius, et se continue avec les ligaments annulaires du carpe.

Elle forme en se divisant : 1° la gaîne du rond pronateur ; 2° la gaîne du grand palmaire ; 3° la gaîne du petit palmaire ; 4° la gaîne du cubital antérieur ; 5° la gaîne du fléchisseur superficiel ; 6° la gaîne commune des muscles fléchisseur profond et fléchisseur du pouce ; 7° la gaîne du carré pronateur ; 8° la gaîne du grand supinateur ; 9° la gaîne commune des muscles radiaux ; 10° la gaîne de l'extenseur commun ; 11° la gaîne de l'extenseur du petit doigt ; 12° la gaîne du cubital postérieur ; 13° la gaîne de l'anconé ; 14° la gaîne du grand adducteur et du court extenseur du pouce ; 15° la gaîne du long extenseur du pouce et de l'extenseur propre de l'indicateur ; 16° la gaîne du petit supinateur.

LIGAMENTS ANNULAIRES DU CARPE.

Ils se distinguent en postérieur et en antérieur.

Ligament annulaire postérieur.

Il naît en dedans, de l'os pisiforme et de l'aponévrose palmaire ; en dehors il s'attache à l'apophyse styloïde du radius et se continue avec l'aponévrose palmaire. Il envoie des prolongements aux bords des coulisses osseuses et forme de dehors en dedans : 1° l'anneau de l'adducteur et du court extenseur du pouce ; 2° l'anneau des muscles radiaux ; 3° la gaîne du long extenseur du pouce ; 4° l'anneau de l'extenseur commun des doigts et de l'extenseur propre de l'indicateur ; 5° l'anneau complétement fibreux de l'extenseur propre du petit doigt ; 6° enfin, l'anneau du cubital postérieur qui se continue jusqu'à l'insertion du muscle.

Ce ligament doit être considéré comme un renforcement de l'aponévrose antibrachiale.

Ligament annulaire antérieur.

Il se fixe : à l'os pisiforme, au tendon du cubital antérieur et à l'apophyse unciforme de l'os crochu ; en dehors à la crête du scaphoïde et en se dédoublant pour former une gaîne au muscle grand palmaire, aux deux bords de sa gouttière. Il adhère en avant au tendon du petit palmaire, et se continue en haut avec l'aponévrose antibrachiale, en bas avec l'aponévrose palmaire.

Aponévroses de la main.

Elles appartiennent au dos et à la paume de la main.

Les aponévroses du dos de la main sont : l'aponévrose dorsale et les aponévroses inter-osseuses.

Aponévrose dorsale.

Elle se continue en haut avec le ligament annulaire du carpe ; en bas elle se perd dans le tissu cellulaire au niveau des articulations métacarpophalangiennes. En dedans et en dehors elle se fixe aux bords latéraux de la main et se continue avec l'aponévrose palmaire. Dans l'intervalle de ces deux limites, elle forme des gaînes partielles pour les tendons dorsaux et adhère aux aponévroses inter-osseuses

Aponévroses inter-osseuses.

Lames minces qui recouvrent les muscles des espaces inter-osseux et s'attachent aux os métacarpiens correspondants.

A la paume de la main, on trouve l'aponévrose palmaire, l'aponévrose du thénar, l'aponévrose de l'hypo-thénar ; une aponévrose profonde, le ligament palmaire transverse et les gaines digitales.

Aponévrose palmaire superficielle.

Elle naît supérieurement du ligament annulaire antérieur du carpe et du tendon du petit palmaire, et se divise en quatre languettes pour les quatre derniers doigts. Ces languettes sont réunies par des fibres transversales. Chacune d'elles s'insère par des prolongements à la peau, forme par la face postérieure une gouttière qui loge les tendons fléchisseurs, commence les gaines digitales et se bifurque pour se fixer de chaque côté des articulations métacarpo-phalangiennes, au ligament palmaire transverse et aux ligaments glénoïdiens ou antérieurs de ces articulations.

L'*aponévrose du thénar* qui naît surtout de l'os scaphoïde et de l'aponévrose terminale du petit palmaire, se perd insensiblement sur l'éminence à laquelle elle appartient.

L'*aponévrose de l'hypo-thénar* qui se perd de la même manière sur l'hypothénar, naît en partie du tendon du cubital antérieur.

L'aponévrose palmaire profonde s'étend du troisième métacarpien au cinquième, en recouvrant les muscles inter-osseux des deux derniers espaces.

LIGAMENT PALMAIRE TRANSVERSE.

C'est une bande fibreuse fixée aux têtes des quatre derniers os métacarpiens, par les ligaments antérieurs.

Gaines digitales.

Elles commencent au-dessous des articulations métacarpo-phalangiennes où elles se continuent avec les languettes de l'aponévrose palmaire, et se terminent, au commencement des phalanges unguéales. La moitié postérieure de ces gaines est formée par les coulisses que présentent les phalanges et dans leurs intervalles par les ligaments antérieurs de leurs articulations. La moitié antérieure est formée presque exclusivement par la membrane synoviale au niveau des articulations ; au niveau des coulisses, par des fibres transversales ou obliques serrées qui s'attachent à leurs bords.

SPLANCHNOLOGIE.
{
Organes des sens.
— de la digestion.
— de la respiration.
— génitaux et urinaires.
— de la génération { Chez l'homme. / Chez la femme.
Péritoine.
}

ORGANES DES SENS
{
Du toucher.
Du goût.
De l'odorat.
De la vue.
De l'ouïe.
}

Organes du toucher.
(Peau et dépendances.)
{
Épiderme.
Matière colorante.
Derme.
Glandes diapnogènes ou sudorifères.
Follicules sébacés.
Ongles.
Poils.
}

Épiderme. Organes blennogènes, logés dans le derme, composés 1° d'un amas de granulations, groupées autour d'un noyau central (réservoir), d'où part un canal excréteur qui communique avec les canaux voisins et s'ouvre à la surface du derme. Il y verse un mucus qui forme l'épiderme en se concrétant et en se stratifiant.

Matière colorante, *pigmentum*, improprement tissu muqueux ou réseau muqueux de Malpighy. Organes chromatogènes : conduits excréteurs disposés par paires, formés de canaux plus petits, filiformes, couverts de radicules plongeant dans le derme. La matière colorante sort de ces conduits par petites écailles.

Derme.
{
Trame fibreuse aréolaire.
Papilles disposées par paires, formées d'une enveloppe membraneuse et d'un faisceau de fibrilles nerveuses rentrant en forme d'anse les unes dans les autres.
Artères, veines.
Vaisseaux inhalants logés dans l'épiderme, sans pores béants.
— Réseau lymphatique superficiel.
}

Glandes diapnogènes ou sudorifères, logées dans le derme, entourées de fibrilles. De ces glandes part un canal excréteur en tire-bouchon, ouvert aux pores de l'épiderme.

Cryptes ou follicules sébacés, à orifice externe, doublés d'un prolongement de l'épiderme.

Ongles. { Matrice ou follicule. — Portion papillaire. — Renversement de l'épiderme et continuité avec la partie cornée.
Partie cornée, lames imbriquées.

Poils. { Follicule : sac pileux, papille ; follicules sébacés de l'orifice.
Tige, cornets emboîtés.

Organes du goût.
(Membrane gustative.) { Épiderme ou épithélium.
Pigmentum.
Réseau lymphatique.
Chorion ou derme. Corps papillaire.
Nerf lingual, etc., etc.

Organes de l'odorat. {

Nez. { Peau. Follicules sébacés.
Muscles. Élévateur commun de l'aile du nez et de la lèvre supérieure, constricteur (triangulaire et myrtiforme des auteurs).
Cartilages : des ailes du nez ; des narines ; du lobule ; cartilage de la cloison et cartilages latéraux ou triangulaires.
Tissu fibreux intermédiaire aux cartilages et aux os.
Os propres du nez. — Apophyses montantes des os maxillaires supérieurs.
Muqueuse, etc., etc.

Fosses nasales. { Paroi supérieure. Quatre courbures ; ouverture du sinus sphénoïdal.
Paroi inférieure : plancher des fosses nasales.
Paroi interne ou cloison, formée par la lame perpendiculaire de l'ethmoïde, le vomer et le cartilage de la cloison.

Paroi externe. { Cornets supérieur, moyen et inférieur.
Méat supérieur. Orifices des cellules ethmoïdales postérieures. Le sinus sphénoïdal est en arrière.
Méat moyen. Orifices du sinus maxillaire et des cellules ethmoïdales antérieures. Celles-ci conduisent par l'infundibulum dans les sinus frontaux.
Méat inférieur. Orifices du canal nasal (valvule). La trompe d'Eustache est en arrière.

Ouvertures faciale et gutturale.
Pituitaire ou membrane de Schneider, etc.

Organes de la vision.

- **Organes protecteurs.**
  - Cavités orbitaires.
  - Sourcils.
  - Paupières. Peau; ligament large; cartilages tarses; muscle releveur, conjonctive, glandes de Meïbomius.
  - **Voies lacrymales.**
    - Glande lacrymale et conduits excréteurs.
    - Canal conducteur de la conjonctive et sac lacrymal.
    - Caroncule lacrymale.
    - Points et conduits lacrymaux.
    - Muscle lacrymal ou de Horner.
    - Sac lacrymal et canal nasal.
- **Muscles droits et obliques.**
- **Globe oculaire.**
  - **Membranes.**
    - Sclérotique et cornée transparente.
    - Choroïde. Plis de la choroïde ou procès ciliaires (cercle ciliaire).
    - Ganse des procès ciliaires ou ligament ciliaire. Iris; et membrane pupillaire chez le fœtus.
    - Canal ciliaire ou de Fontana.
    - Membrane de Jacob.
    - Rétine. Tache jaune, foramen et plis, etc.
  - **Humeurs.**
    - Aqueuse. Membrane de Demours.
    - Cristalline. Enveloppe hyaloïdienne et capsule propre, humeur de Morgagny, corps lenticulaire.
    - Vitrée. Membrane hyaloïde : cellules; enveloppe externe du cristallin; zone du zinn; canal godronné ou de Petit; canal hyaloïdien. — Matière vitriforme.

Organes de l'audition.

- Oreille externe.
- — moyenne ou tympan.
- — interne ou labyrinthe.

Oreille ext.

- **Pavillon.**
  - **Conformation extérieure.**
    - Hélix et rainure.
    - Anthélix et fosse naviculaire.
    - Conque, tragus et antitragus.
    - Lobule.
  - **Structure.**
    - Cartilage, incisures.
    - Ligaments supérieur, antérieur et postérieur.
    - **Muscles.**
      - Extrinsèques, auriculaires supér., moyen et infér.
      - Intrinsèques. Grand et petit muscles de l'hélix; muscles du tragus, de l'antitragus; transversal.
- **Conduit auditif.**
  - Portion osseuse.
  - — cartilagineuse.
  - — membraneuse.
  - Peau, glandes sébacées et cérumineuses, etc., etc.

Tympan.

Cavité.

Paroi externe. Cercle tympanal. Membrane du tympan, composée de trois feuillets.

Paroi interne.
- Fenêtre ovale, trou de communication entre le tympan et le vestibule.
- Aqueduc de Fallope, conduit du nerf facial; trois portions. — Hiatus de Fallope, trou de passage du rameau crânien du nerf ptérygoïd.
- Promontoire, base du limaçon sur laquelle sont creusés des sillons qui font suite au canal de Jacobson.
- Fenêtre ronde, orifice de la rampe interne du limaçon; tympan secondaire.

Circonférence.
- En haut. Cloison osseuse du crâne et du tympan.
- En arrière. Arrière-cavité du tympan; cellules mastoïdiennes; trou de la corde du tympan; pyramide, extrémité du conduit du muscle de l'étrier.
- En bas. Rigole osseuse; canal de Jacobson; fissure de Glaser.
- En avant. Trompe d'Eustache, canal de communication de l'air extérieur avec la caisse du tympan, formé d'une portion osseuse qui commence par une lame recourbée en *bec de cuiller*; d'une portion membraneuse et d'une portion cartilagineuse; ouvert dans l'arrière-bouche par une extrémité évasée qu'on nomme *le pavillon*.

Objets contenus.

Os. Marteau, enclume, os lenticulaire, étrier.

Muscles antérieur et interne du marteau; muscle de l'étrier.

Nerfs.
- Corde du tympan.
- Nerf de Jacobson et divisions.

Membrane muqueuse, etc.

Labyrinthe.
Canaux demi-circulaires, vertical supérieur, vertical inférieur et horizontal.

Vestibule.
Grandes ouvertures — des canaux demi-circulaires, 5 ; de la rampe vestibulaire du limaçon ; fenêtre ovale.
Petites ouvertures — de l'aqueduc du vestibule ; pertuis vasculaires ; pertuis nerveux.

Lame des contours, cornet spiralé.
Lame spirale, cloison osseuse et membraneuse qui sépare ce cornet en deux cavités ou rampes.
Rampe externe, vestibulaire.
Rampe interne, tympanique, commençant au trou rond. Aqueduc du limaçon, canal de transmission d'une veine de la rampe tympanique.
Axe ou columelle.
Membrane périostique étendue à tout le labyrinthe osseux.
Liquide de Cotugno.
Labyrinthe membraneux formé des canaux demi-circulaires membraneux et du vestibule membran (utricule et saccule).
Liquide de Scarpa ou vitrine auditive.
Poussière auditive, otoconie.

ORGANES DE LA DIGESTION.
Bouche.
Pharynx.
OEsophage.
Estomac.
Intestins.
Annexes du tube digestif

Bouche.
Joues et lèvres.
Mâchoires.
Plancher de la bouche.
Palais, voile du palais, amygdales, isthme du gosier.
Membrane muqueuses, etc.

Joues.
Peau, barbe.
Glande parotide ; canal parotidien ou de Sténon.
Muscles, vaisseaux, nerfs, etc.
Membranes muqueuse et glandes buccales.

Lèvres.
Faces, freins ; Bords, commissures, ouverture buccale ; Glandes labiales, etc.

Mâchoires.
Os maxillaires ; arcades dentaires, alvéoles, etc.
Gencives.
Dents.

Dents.
- Nombre. } Dents temporaires, 20. / Dents permanentes, 32.
- Parties constituantes.
- Espèces.
- Odontogénie.

Parties constituantes des dents.

Ostéide.

Conformation.
- Couronne : partie libre, moins élevée, moins épaisse et plus arrondie en arrière qu'en avant.
- Racine : partie renfermée da s l'alvéole
- Collet : espace compris entre la couronne et la racine, embrassé par la gencive.
- Cavité.

Structure.
- Émail, à fibres rayonnées.
- Substance noirâtre ou jaunâtre, formée, d'après Cuvier, par une membrane atrophiée continue avec la gencive...?
- Ivoire : formé de couches concentriques.
- Magma, destiné a comprimer et à faire disparaître la cavité dentaire....?
- Absence de vaisseaux et de nerfs

Composition chimique.
- Ivoire : sur 100 parties :
  - Sels calcaires   72
  - Matière animale et eau 28
- Émail : sur 100 parties :
  - Sels calcaires   80
  - Matière animale et eau 20
- Présence d'une substance cartilagineuse dans l'ivoire, absence dans l'émail.

Follicule.
- Périosté alvéolo-dentaire, composé de deux membranes.
- Goulot du follicule et glandes dentaires; tartre.
- Papille nervoso-vasculaire, couverte d'une membrane fine.
- Nerfs et vaisseaux : 1° du follicule ; 2° de la papille ; lymphatiques inconnus.

Espèces. Dents

Incisives. C. cunéiforme, terminée par 3 pointes.
- Supérieures. C. à face antér. convexe. Racine sans sillon.
  - Moyennes ; couronne large ; racine arrondie.
  - Latérales ; couronne moins large , racine comprimée.
- Inférieures. C. à face antér. aplatie. R. comprimée, avec 2 sillons latéraux.
  - Les moyennes sont moins larges que les latérales.

Canines. C. conoïde, à 1 seule pointe.
- Supérieures. C. convexe et saillante en avant. Racine très-longue.
- Inférieures. C. moins saillante en avant, fuyant en arrière.

Molaires. C. tuberculeuse au sommet.

Les tubercules internes sont plus gros, plus arrondis et plus courts dans les molaires supérieures ; les tubercules externes, plus longs, moins épais et plus pointus. C'est le contraire dans les molaires inférieures.

- Petites. C. à 2 tubercules.
  - Supérieures.
    - 1re, 2 racines.
    - 2e, 1 racine.
  - Inférieures.
    - 1re, tubercule interne, très-petit ou nul.
    - 2e
- Grosses. 3-5 tuberc. Plusieurs racines.
  - Supérieures. C. losangique. 2 tubercules sont unis par 1 lign. saillante.
    - 1re, C. 4 tubercules à peu près égaux. 3, 4 ou 5 racines.
    - 2e, 4 tubercules dont l'interne et postérieur est très-petit.
    - 3e, 3 tubercules. R. rapprochées et contournées.
  - Inférieures. Tubercules séparés par des sillons.
    - 1re, C. plus grosse d'avant en arrière que transversalement , à 5 tubercules.
    - 2e, C. cubique, à 4 tubercules.
    - 3e, C. souvent arrondie, R. rapprochées et contournées .

Odontogénie. Éruption.

1re dentition.
- Incisives centrales inférieures, 7 mois.
- —   —   supérieures.
- Incisives latérales inférieures.
- —   —   supérieures.
- 1res petites molaires.
- Canines.
- 2es petites molaires, 2 ans.

2e dentition.
- 1re grosse molaire, 5 ans.
- Chute des dents temporaires et remplacement par les dents permanentes dans l'ordre de l'éruption des premières.
- 1res petites molaires , 9 ans.
- 2es grosses molaires, 11 à 12 ans.
- 3es grosses molaires, 18 à 30 ans.

Plancher de la bouche.
- Région sus-hyoïdienne.
  - Peau.
  - Glande sous-maxillaire et canal de War-thon.
  - Glande sublinguale et canal de Rivinus.
  - Muscles, etc.
- Langue. (*Voy.* aux organes du Goût.)

Voûte palatine.
- Palais. Voile du palais, luette et piliers du voile.
- Excavation amygdalienne et amygdales.
- Isthme du gosier, ouverture postérieure de la bouche, etc.

Pharynx.
- En avant.
  - Ouverture postérieure des fosses nasales.
  - Ouverture postérieure de la cavité buccale (isthme du gosier). Langue, voile du palais, piliers et amygdales.
  - Ouverture supérieure du larynx. Épiglotte; face postér. du larynx et rigoles latérales
- Structure.
  - Aponévroses céphalo-pharyngienne et pétro-pharyngienne.
  - Muscles. — 3 constricteurs; stylo-pharyngien, staphylo-pharyngien; muscles surnuméraires : pétro-ph., occipito-ph., ptérigo-ph., sphéno-ph., salpingo-ph.
  - Membrane muqueuse. Glandes agglomérées et isolées.
  - Vaisseaux, nerfs, etc.

OEsophage.
- Membrane musculeuse. Fibres longitudin. et circulaires.
- —   fibreuse.
- —   muqueuse. Feston terminal au cardia.
- Etc., etc.

Estomac. Membranes etc., etc.
- Séreuse. Épiploons gastro-hépatique, gastro-colique et gastro-splénique.
- Musculeuse. Fibres
  - Longitudinales.
    - OEsophagiennes le long de la petite courbure.
    - Intestinales, étendues en deux bandes sur les deux faces de l'estomac.
  - Obliques, rapprochées au côté gauche du cardia et étendues sur les deux faces de l'estomac.
  - Circulaires, formant l'anneau pylorique; concentriques sur la grosse tubérosité où elles forment le tourbillon.
- Fibreuse.
- Muqueuse. Plis, sillons divers, papilles, follicules.
- Etc., etc.

Intestins.

Grêle. Duodénum, jéjunum, iléon. Structure. Membranes :
- Séreuse, musculeuse et fibreuse.
- Muqueuse.
  - Valvules conniventes ou de Kerkring.
  - Follicules isolés ou glandes de Brunner.
  - Follic. agminés ou glandes de Peyer.

Gros.
- Cœcum. Appendice vermiculaire. Valvule iléo-cœcale.
- Colon ascendant, transverse, descendant ; S iliaque.
  - Fibres longitudinales en trois bandes.
  - Fibres circulaires.
- Rectum. Cul-de-sac. Ligaments du rectum. Fibres longitudinales étalées. 2 sphincters. Lacunes de la muqueuse, etc.

Annexes du tube digestif.
- Glandes salivaires. (*Voy.* plus haut.)
- Foie.
- Pancréas.
- Rate.

Foie.

Conformation extérieure.
- Face supérieure. Ligament suspenseur.
- Face inférieure.
  - Lobe droit et lobe gauche séparés par le sillon horizontal (sillon de la veine ombilicale et du canal veineux).
  - Éminence-porte antérieure et éminence-porte postér. (ou lobe de Spigel), séparées par le sillon transverse (sillon de la veine-porte, de l'artère et du conduit hépatiques).
  - Fossettes de la vésicule biliaire et de la veine-cave inférieure.
  - Dépressions diverses.
- Circonférence. Ligament coronaire et ligam. latéraux.

Structure.
- Enveloppes
  - Séreuse. Ligaments suspenseur, coronaire, triangulaires ; épiploon gastro-hépatique.
  - Fibreuse ou capsule de Glisson. Elle forme : 1° l'enveloppe propre du foie ; 2° des gaînes communes aux vaisseaux du sillon transverse ; 3° des capsules propres à chaque granulation.
- Granulations. Tissu spongieux ; vaisseau biliaire central : 1er réseau vasculaire, formé par les veines hépatiques ; 2e réseau, formé par la veine-porte et l'artère hépatique, etc.; capsule propre.
- Vaisseaux
  - Afférents. Veine-porte, veine ombilicale chez le fœtus, artère hépatique.
  - Efférents. Veines hépatiques, vaisseaux lymphatiques, canaux biliaires.

Nerfs de la vie animale et de la vie organique.

Appareil excréteur ou voies biliaires. Conduit hépatique, vésicule biliaire, conduits cystique et cholédoque. Valvules spiroïdes.

Pancréas.
- Structure des glandes salivaires.
- Canal pancréatique ou de Wirsung.
- Etc., etc.

Rate.

Enveloppes.
- Séreuse.
- Fibreuse. Elle forme: 1° l'enveloppe propre; 2° des gaînes communes aux vaisseaux ; 3° une trame celluleuse qui communique avec les veines, et constitue un tissu caverneux.

- Suc ou boue splénique.
- Granulations spléniques et conduits propres?
- Artères. Leurs branches et divisions ne s'anastomosent pas.
- Veines. Continuation avec les aréoles fibreuses par de larges ouvertures. (Structure essentiellement veineuse, tissu caverneux.)
- Vaisseaux lymphatiques. On ne connaît que ceux de la surface.
- Nerfs, etc.

APPAREIL DE LA RESPIRATION.
- Fosses nasales, bouche et pharynx. (*Voy.* plus haut.)
- Larynx.
- Trachée-artère et bronches.
- Poumons.
- Thorax.

Larynx et dépendances.

- Corps thyroïde; lobes latéraux et isthme.

Muscles
- Extrinsèques. Régions sus-hyoïdienne et sous-hyoïdienne, et région pharyngienne.
- Intrinsèques. Crico-thyroïdiens, aryténoïdien, crico-aryténoïdiens postérieurs, crico-aryténoïdiens latéraux, thyro-aryténoïdiens, aryténo-épiglottiques.

Articulations.

Ligaments extrinsèques.
- Membrane et ligaments thyro-hyoïd.
- Ligam. glosso-épiglottiques et membrane hyo-épiglottique.
- Membrane commune de la trachée.

Articulations propres.
- Crico-thyroïdienne.
  - Membrane crico-thyroïd. et ligaments crico-thyroïd. latéraux.
  - Membrane synoviale.
- Crico-aryténoïdienne. Ligaments postérieur et interne. Membrane synoviale.
- Ligaments aryténo-épiglottiques.
- Ligaments thyro-épiglottiques.
- Ligaments thyro-aryténoïdiens ou cordes vocales.

- Cartilage thyroïde; grandes et petites cornes ; lignes obliques. — C. cricoïde, aryténoïdes, corniculés ; épiglotte.
- Membrane muqueuse. Glandules épiglottiques. Glandes arythénoïdes. Graisse épiglottique.
- Vaisseaux, etc., etc.

Trachée-artère.
- Membrane fibreuse et cerceaux cartilagineux.
- Fibres musculaires, en arrière seulement, où manquent les cerceaux.
- Bandes fibreuses longitudinales.
- Membranes muqueuses et glandes trachéales.
- Vaisseaux, etc.

Bronches droite et gauche. — Division dichotomique.

Conformation externe. Division du poumon droit en trois lobes ; du poumon gauche en deux.

Poumon.

Plèvre.

Médiastin post^r. (Objets contenus.)
- Fin de la trachée, bronches et ganglions bronchiques.
- Œsophage et nerfs pneumo-gastriques.
- Aorte, veine azygos, canal thoracique.
- Tissu cellulaire, etc., etc.

Médiastin ant^r. (Objets contenus.)
- Thymus, chez le fœtus et l'enfant.
- Cœur et péricarde, vaisseaux et nerfs diaphragmatiques, etc.

Structure.
- Lobules. Groupe de cellules qui communiquent ensemble et sont suspendues à l'extrémité d'un tuyau bronchique qui communique aussi avec elles.
- Tissu cellulaire interlobulaire.
- Vaisseaux
  - D'hématose. Artères et veines pulmonaires.
  - De nutrition. Artères et veines bronchiques.
  - vaisseaux lymphatiques.
- Nerfs, etc., etc.

ORGANES URINAIRES. (Voies urinaires).
- Capsules surrénales. — Enveloppe celluleuse ; substance corticale jaune ; substance centrale brune, noirâtre, pulpeuse ; cavité, etc.
- Reins.
- Conduits excréteurs des reins.
- Vessie.
- Urèthre, conduit excréteur de la vessie et des vésicules séminales.

Rein
- Masse cellulo-graisseuse. Enveloppe fibreuse ou capsule.
- Substance corticale ou granuleuse. Granulations et conduits de Ferrein.
- Substance tubuleuse. Tubes de Bellini. Conduits de Ferrein, redressés, communiquant entre eux et rapprochés en cônes. Mamelons terminaux de ces cônes embrassés par les calices.
- Vaisseaux, etc.

Conduits excréteurs.
- Calices.
- Confluent des calices ou bassinet.
- Uretère

6*

Vessie.

Conformation. Corps ; sommet et ouraque ; bas-fond ; col ; trigone vésical ; colonnes, cellules. — Vessies à colonnes, à cellules, etc., etc.

Structure. Péritoine. — Membrane musculeuse. Fibres superficielles longitudinales. Fibres profondes, transverses ou obliques ; colonnes irrégulières ; muscle transverse des uretères ; sphincter du col.
Membranes celluleuse et muqueuse.
Vaisseaux, nerfs, etc.

Urèthre.

Portion prostatique. Dilatation et vérumontanum (crête uréthrale). Orifices des deux conduits éjaculateurs et des conduits prostatiques.

Portion membraneuse, divisée en partie pelvienne et partie intra-pelvienne par l'aponévrose de Carcassone.

Portion spongieuse. Bulbe. Orifices des glandes de Cooper.
Partie moyenne.
Gland. Couronne, méat urinaire, fosse naviculaire.

Membrane muqueusgni, etc. Plis longitudinaux, lacunes de Morgagni, etc.

Annexes de l'urèthre. Prostate. Lobes latéraux et moyen ; conduits prostatiques.
Glandes de Cooper.

ORGANES GÉNITAUX
De l'homme.
De la femme

Organes génitaux de l'homme.
Enveloppes du testicule.
Testicule.
Épididyme.
Cordon spermatique.
Vésicules séminales.
Conduits éjaculateurs.
Urèthre et annexes, verge.

Enveloppes du testicule.
Scrotum.
Dartos. Cloison du dartos.
Expansion fibro-celluleuse de l'anneau inguinal.
Tunique érythroïde ; crémaster et anses des muscles petit oblique et transverse.
Tunique fibreuse commune au cordon et au testicule.
Tunique vaginale ou élythroïde (séreuse).

Testicule.
- Enveloppes. — Séreuse, tunique vaginale. — Albuginée ou fibreuse. Prolongements internes. Renflement de la partie supérieure.
- Tissu propre. Vaisseaux, etc. — Filaments noueux, pelotonnés; pelotons séparés par des lames celluleuses fines. — Conduits séminifères. — Corps d'Hygmor. Renflement de la tunique albuginée dans lequel se rassemblent les conduits séminifères. — Canaux efférents du testicule.

Épididyme. Conduit unique résultant de l'union des conduits efférents, replié sur lui-même et entouré d'une enveloppe celluleuse. Tête, corps et queue.

Cordon spermatique.
- Tunique commune.
- Crémaster.
- Nerfs; artère spermatique.
- Veines spermatiques, sans valvules, disposées en réseau.
- Conduit déférent : portions testiculaire et funiculaire. Les portions inguinale et vésicale n'appartiennent plus au cordon.
- Tissu cellulaire, etc.

Vésicules séminales. Conduit replié, long de plusieurs pouces, garni de prolongements en forme de cul-de-sac, uni au conduit déférent pour former le conduit éjaculateur. — Structure : membrane externe musculeuse? membrane interne muqueuse.

Conduits éjaculateurs.

Verge.
- Téguments. Peau, prépuce (peau et muqueuse). Frein de la verge.
- Muscles : ischio-caverneux, bulbo-caverneux, ischio-bulbaire, muscle de Wilson.
- Corps caverneux : racines et corps. — Tissu fibreux : enveloppe générale, ligament suspenseur, cloison médiane incomplète.— Tissu érectile caverneux, etc., etc.
- Urèthre et annexes. (Voy. plus haut.)
- Vaisseaux et nerfs.

Organes génitaux de la femme.
- Ovaires.
- Trompes utérines.
- Utérus et annexes.
- Vagin.
- Vulve.
- Mamelles.

Ovaires. {
Enveloppes péritonéale et fibreuse.
Tissu spongieux.
Vésicules de Graaf, qui forment, en se développant par la fé-
    condation, une capsule ou *corps jaune*, d'où s'échappe l'ovule.
Vaisseaux, nerfs, etc.

Trompes. Pavillon ou morceau frangé. — Membrane externe ou séreuse,
moyenne ou musculeuse, et membrane interne. — Vaisseaux, etc.

Utérus. {

Conformation. {
Fond.
Corps Faces, bords et angles.
Col. Arbres de vie; museau de tanche ou
    orifice vaginal.

Structure. {
Tunique séreuse.
Tunique cellulo-fibreuse.
Tissu propre, coriace, fibro-cartilagineux
    pendant l'état de vacuité; musculeux
    pendant la grossesse.
Tunique interne, muqueuse, sans épithé-
    lium.
Artères flexueuses.
Veines. Sinus utérins.
Vaisseaux lymphatiques, nerfs, etc.

Annexes de l'utérus. {
Ligaments larges ou ailes de la matrice : ailerons du liga-
    ment rond, de la trompe et de l'ovaire.
Ligaments ronds.
—   antérieurs, utéro-vésicaux.
—   postérieurs, utéro-rectaux.

Vagin. {

Conformation. {
Colonnes longitudinales; rides transver-
    sales et obliques.
Extrémités, etc., etc. {
Utérine. Cul-de-sac du vagin.
Vulvaire. Hymen, ou caron-
    cules myrtiformes. Four-
    chette et fosse navicul^re.

Structure. {
Membrane externe, dartoïde en haut, ca-
    verneuse en bas. — Bulbes du vagin.
Muscle constricteur du vagin.
Membrane muqueuse. Villosités, follicules
    et lacunes, etc., etc.

Vulve ou pudendum. {
Pénil ou mont de Vénus et grandes lèvres.
Petites lèvres ou nymphes. Frein et prépuce du clitoris.
Vestibule.
Méat urinaire et canal de l'urèthre. Cloison vagino-uréthrale.
Extrémité inférieure du vagin (*Voy.* plus haut).
Périnée.

Seins ou mamelles.	Peau, auréole et enveloppe du mamelon. Follicules sébacés. Couche graisseuse. Glandules lactées, isolées. Glande mammaire. Mamelon. Peau, conduits lactifères et sinus de ces conduits, etc., etc.

Péritoine.	En avant.	Faux de la veine ombilicale et ligament suspenseur du foie. Ligaments supérieurs de la vessie, ligaments de l'ouraque et des artères ombilicales.
	En arrière.	Feuillet séreux antérieur de l'estomac. Enveloppe séreuse du foie : ligament coronaire et ligaments triangulaires. Enveloppe séreuse de la rate. Feuillet séreux inférieur du colon transverse. Feuillet séreux de l'intestin grêle et mésentère. Feuillet séreux des colons ascendant et descendant et du cœcum. Appendices épiploïques. Feuillet séreux de l'S iliaque, méso-colon iliaque. Grand cul-de-sac péritonéal ou arrière-cavité des épiploons dont l'orifice se nomme hiatus de Winslow. Feuillet postérieur de l'estomac, qui, s'appliquant au feuillet antérieur et s'étendant avec lui au foie, à la rate et au colon transverse, forme les épiploons gastro-hépatique, gastro-splénique et gastro-colique. Feuillet supérieur du colon transverse : en s'appliquant au feuillet inférieur il constitue le méso-colon transverse. Feuillet séreux commun du pancréas, du duodénum, etc., etc. Paroi postérieure de l'arrière-cavité des épiploons.
	En bas, dans le bassin.	Feuillet séreux de la vessie. Feuillet séreux de la matrice. Ligaments larges ou ailes de la matrice ; ligaments antérieurs et postérieurs. Feuillet séreux du rectum et méso-rectum.

ANGÉIOLOGIE.
- Cœur.
- Artères.
- Veines.
- Vaisseaux lymphatiques.

CŒUR.

Conformation.
- Oreillette droite.
- Ventricule droit.
- Oreillette gauche.
- Ventricule gauche.

Structure.

Oreillette droite.

Orifices
- De la veine-cave supérieure; de la veine-cave inférieure et valvule d'Eustache; de la grande veine cardiaque et valvule de Thébésius; des petites veines cardiaques (*foramina Thebesii*)?
- Auriculo-ventriculaire et valvule tricuspide.
- Inter-auriculaire, trou de Botal chez le fœtus; fosse ovale chez l'adulte. Isthme ou anneau de Vieussens. Pertuis inter-auriculaires.

Cavité de l'auricule.
Faisceaux réticulés.
Tubercule de Lower entre les deux veines-caves?

Ventricule droit.
- Orifice auriculo-ventriculaire et valvule tricuspide, déjà indiquée.
- Orifice de l'artère pulmonaire et valvules sigmoïdes : globules d'Arantius.
- Colonnes charnues de 3 ordres.

Oreillette gauche.

Orifices
- Des veines pulmonaires.
- Auriculo-ventriculaire et valvule bicuspide ou mitrale.
- Inter-auriculaire, ci-dessus indiqué.

Cavité de l'auricule, etc.

Ventricule gauche.
- Orifice auriculo-ventriculaire et valvule bicuspide ou mitrale, déjà indiquée.
- Orifice aortique et valvules sigmoïdes. Globules d'Arantius.
- Colonnes charnues de 3 ordres.

Structure du cœur.
- Zones fibreuses : auriculo-ventriculaires et artérielles.
- Membrane séreuse d'enveloppe.
- Membrane interne. Fibres charnues, etc., etc.
  - Des ventricules.
  - Des oreillettes.
  - Des auricules.
  - De la cloison inter-auriculaire.

Fibres charnues des ventricules
- Communes aux deux ventricules. Nées des zones tendineuses et superficielles, d'abord elles se dirigent, les antérieures à gauche, les postérieures à droite, et arrivent à la pointe du cœur en tourbillonnant Là, elles rentrent dans chaque ventricule, deviennent profondes et ascendantes, et constituent : les fibres à anse, en 8 de chiffre, et les fibres en colonnes.
- Propres à chaque ventricule. Circulaires ou spiralées, elles représentent pour chaque ventricule une sorte de baril, ouvert à l'extrémité auriculo-ventriculaire, fermé à la pointe du cœur par les fibres communes. qui, nées en dehors, rentrent dans l'intérieur du ventricule et s'y terminent.

Fibres charnues des oreillettes.
- Communes. Bande transversale antérieure.
- Propres de l'oreillette droite.
  - Faisceau circulaire auriculo-ventriculaire.
  - Faisceau vertical entre l'auricule et les veines-caves.
  - Fibres en grille, intermédiaires aux deux oreillettes. La portion intermédiaire aux deux veines-caves n'est point musculaire, mais fibreuse.
- Propres de l'oreillette gauche. (Anses nées et finissant à la zone auriculo-ventriculaire.)
  - Entre l'auricule et les veines pulmonaires gauches.
  - Entre ces deux veines.
  - Entre elles et les veines pulmonaires droites.
  - Entre ces deux dernières.

Fibres charnues des auricules. Disposition aréolaire.

Fibres charnues de la cloison inter-auriculaire. Isthme ou anneau de Vieussens.

ARTÈRES

En général.

Nomenclature. Bases : nom d'auteur, situation, direction, distribution.

Origine.
- Branches collatérales.
- — terminales.

Trajet.
- Inflexions pour l'allongement des parties.
- Flexuosités.
  - Permettre l'allongem⋅ et le resserrem. alternatifs ;
  - Multiplier les surfaces d'origine ;
  - Diminuer l'impulsion du sang.
  - —Elles augmentent par l'âge.

Rapports.

Anastomoses
- Par arcades : inosculation.
- Par des branches transversales.
- Par convergence.

Terminaison, par continuité avec les veines.

Structure.
- Tunique celluleuse.
- — moyenne, fibreuse, jaune, élastique.
- Plaques cartilagineuses.
- Tunique interne, séreuse.

En particulier.
- Artère pulmonaire, artère du ventricule droit, à sang noir.
- Aorte, artère du ventricule gauche, à sang rouge.

Artère pulmonaire.
- Branches pulmonaires.
- Canal artériel chez le fœtus.
- Ligament artériel chez l'adulte.

Aorte.
- Ascendante. Portion cardiaque.
- Transversale. Crosse. Portion brachio-céphalique.
- Thoracique / Abdominale } Descendante.
- Branches terminales.

Aorte ascendante. Artères cardiaques
- Gauche ou antérieure.
- Droite ou postérieure.

Crosse de l'aorte.
- Brachio-céphalique.
  - Carotide primitive droite.
  - Artère du membre supérieur droit.
- Carotide primitive gauche.
- Artère du membre supérieur gauche.
- Artère thyroïdienne moyenne ou de Neubauer. Elle naît quelquefois d'une des carotides ou du tronc brachio-céphalique ; souvent elle manque.

Carotide primitive.
- Carotide externe.
- Carotide interne.

Carotide externe.

B. antérieures.

Thyroïdienne supérieure.
- Laryngée sup^re. { R. épiglottique. / R. laryngé.
- Laryngée inférieure. (R. crico-thyroïdien.)
- Sterno-mastoïdienne.
- B. terminales, thyroïdiennes.

Linguale.
- R. hyoïdien.
- Dorsales de la langue.
- Sublinguale. Artère du filet. — R. des dents incisives.
- Portion ranine. R. musculaires et papillaires.

Faciale.
- Portion sous-maxillaire. { Sous-mentale. / Palatine inférieure. / Branches de la glande sous-maxillaire. / Ptérygoïdienne, etc.
- Portion sus-maxillaire. { B. externes. / B. internes. { Labiales sup. et inf. / Dorsales du nez.

B. postérieures.

Occipitale.
- Sterno-mastoïdienne.
- Mastoïdiennes (méningées).
- Cervicale musculaire.
- R. pariétal (méningé).

Auriculaire postérieure.
- B. parotidiennes.
- B. musculaires.
- Stylo-mastoïdienne.
- R. terminaux { Mastoïdien. / Auriculaire.

Auriculaire inférieure.

B. interne, pharyngienne inférieure.
- R. pharyngien inférieur.
- B. terminales { Méningée. R. prévertébral. / Pharyngienne.

B. parotidiennes. Elles naissent en tout sens.

B. terminales.
- Temporale superficielle.
- Maxillaire interne.

Temporale superficielle.

B. antérieures.
- Faciale transverse. { R. articulaire. / R. massétérin externe. / R. satellite du canal de Sténon. / R. cutanés, musculaires et anastomotiques.
- B. du muscle orbiculaire.

B. postérieures, auriculaires supérieures ou antérieures.
B. interne, temporale profonde postérieure (moyenne des autres).
B. terminales, frontale et pariétale.

Maxillaire interne.

- **A la mâchoire inférieure.**
  - R. tympanique.
  - R. articulaire.
  - Dentaire inférieure. R. mylo-hyoïdien.
  - B. musculaires : massétérine, ptérygoïdiennes, temporales profondes, buccale.
  - B. méningée moyenne et méningée du trou ovalaire.
- **A la mâchoire supérieure.**
  - Alvéolaire. R. dentaires postérieurs, etc.
  - Sous-orbitaire. R. orbitaire. R. dentaire antérieur.
  - Etc., etc.
- **Dans la fente ptérygo-palatine.**
  - Palatine supérieure
  - Vidienne ou ptérygoïdienne.
  - Sphéno-palatine ou nasale postérieure.
  - Ptérygo-palatine ou pharyngienne descendante.

Carotide interne.

- Au cou. R. pharyngien quelquefois.
- Dans le canal carotidien. B. tympanique.
- Dans le sinus caverneux. R. méningés, nerveux et pituitaires

- **Dans le crâne.**
  - Chöroïdienne.
  - Communiquante postérieure.
  - **B. collatérales. — Ophtalmique.**
    - Méningée antérieure quelquefois.
    - Lacrymale. B. méningée; R. nerveux, musculaires. R. malaires, etc.
    - B. musculaires, supérieure et inférieure.
    - **B. oculaires.**
      - Centrale de la rétine. B. du cristallin.
      - Iriennes (ciliaires longues).
      - Petites iriennes (ciliaires antérieures).
      - Choroïdiennes (ciliaires postérieures).
      - Sclérotiques.
    - **B. des trous orbitaires.**
      - Sus-orbitaire. R. cutanés périostiques et diploïques.
      - Ethmoïdales
        - antʳᵉ. R. méningés.
        - postʳᵉ. R. nasaux.
    - R. palpébrales supérieure et inférieure.
    - B. terminales, frontale et nasale.
  - **B. terminales**
    - Cérébrale antérieure ou calleuse; communiquante antérieure.
    - Cérébrale moyenne ou sylvienne.

- **Artère du membre supérieur.**
  - Portion sous-clavière.
  - — axillaire.
  - — brachiale.
  - B. terminales.
    - Cubitale.
    - Radiale.

A l'origine. — Artères thymiques, médiastines et péricardines quelquefois.

Sous-clavière.

B. supérieures ou cervicales.

Thyroïdenne inférieure.
- A. œsophagiennes supérieures.
- R. trachéens et bronchiques.
- R. musculaires.
- Cervicale ascendante. R. cervico-spinaux, etc.
- B. terminales, thyroïdiennes.

Vertébrale.
- A l'origine.
- Dans le canal transversaire. { Musculaires. / Spinales cervicales.
- A ses courbures : méningées postérieures, etc.
- Dans le crâne.
  - R. spinal postr. { R. ascendant, cérébelleux. / R. descendant divisé en deux rameaux qui enlacent chaque racine nerveuse pelv.
  - R. spinal antérieur. Anastomose des deux ou R. médian antérieur du rachis.
  - Cérébelleuse inférieure et postérieure.
  - B. de jonction, A. basilaire. { Cérébelleuses inférieures et antérieures. / Cérébelleuses supérieures. / Cérébrales postérieures.

Cervicale profonde ; vertébrale accessoire quelquefois.

B. inférieures ou thoraciques (pariétales).

Intercostale supérieure. { B. dorso-spinal. / B. intercostale.

Mammaire interne ou thoracique interne.
- B. d'origine.
- B. postérieures. { Thymique ou médiastine antérieure. / Diaphragmatique supérieure
- B. internes. R. périostiques, musculaires, mammaires et cutanés.
- B. externes ou intercostales antérieures.
- B. terminales. { Interne ou descendante. / Musculo-phrénique.

B. externes ou scapulaires.
- Scapulaire supérieure. — R. thoracique; B. trapézienne; R. sus-épineux et sous-épineux, etc.
- Scapulaire postérieure. — Cervicale ascendante, etc.

Axillaire.
- B. de la poitrine. { Acromio-thoracique. / Thoracique latérale ou mammaire ext^e.
- B. de l'aisselle ou scapulaire inférieure. { B. descendante, thoracique. / B. transverse, scapulaire.
- B. du bras. { Circonflexe antérieure. / Circonflexe postérieure. R. musculaires, articulaires et périostiques.

Brachiale.
- Humérale profonde, postérieure ou collatérale externe.
- Grande artère nourricière de l'humérus.
- Collatérales internes.
- Artère du nerf cubital.
- Etc., etc.

Cubitale.

A l'avant-bras.
- Récurrentes cubitales, antérieure et postérieure.
- Inter-osseuse.
  - B. antérieure ou inter-osseuse proprement dite.
    - Artère du nerf médian.
    - Artère nourricière du radius.
    - Perforantes.
    - Musculaires profondes.
  - B. postérieure. Récurrente radiale postérieure, etc.
- Artère nourricière du cubitus.
- B. dorsale.
- Artère antérieure du carpe, etc., etc.

A la main.
Arcade palmaire superficielle.
- R. profond.
- Collatérales des quatre derniers doigts.

Radiale.

Portion anti-brachiale.
- Récurrente radiale antérieure.
- Transverse antérieure du carpe.
- Radio-palmaire.

Portion carpienne.
- B. internes
  - Dorsale du carpe.
  - Dorsale du métacarpe.
- B. externes
  - Collatérales du pouce.
  - Dorsale du pouce.

Portion palmaire. Arcade palmaire profonde.
- B. supérieures.
- Inférieures ou interosseuses.
- B. antérieures.
- Postérieures ou perforantes.

Aorte thoracique.

B. viscérales.
- Bronchiques.
- A. œsophagiennes moyennes.
- Péricardines.

B. pariétales. Inter-costales.
- B. inter-costale. R. satellite de la côte inférieure.
- B. dorsale. Artère spinale du dos.
  - R. vertébral.
  - R. médullaire.

Aorte abdominale.

B. viscérales.

Cœliaque.

- Gastrique supérieure ou coronaire stomachique. { A. œsophagiennes inférieures. R. gastriques. }
- Hépatique,
  - Pylorique.
  - Gastrique inférᵉ droite. { B. pancréatique. R. duodénaux. R. gastriques. R. épiploïques. }
  - B. terminales. { Droite. R. cystique. Gauche. }
- Splénique. { R. pancréatiques. Gastrique inférieure gauche. B. terminales spléniques, vaisseaux courts. }

- Mésentérique supérᵉ. { R. diaphragmatiques, pancréatiques, etc.,etc. A. intestinales. Coliques droites. }
- Mésentérique inférᵉ. { Coliques gauches. Hémorrhoïdales supérieures. }
- Capsulaire moyenne.
- Spermatique. { R. Épididymaire. R. Testiculaire. }
- Ovarienne (chez la femme).
- Rénale. Capsulaires inférieures. B. Adipeuses.

B. pariétales.

- Diaphragmatiques inférieures. Capsulaires supérieures.
- Lombaires. { B. abdominale. A. spinale des lombes. }
- Sacrée moyenne.

B. terminales de l'aorte. { Artère du membre inférieur. Artère pelvienne. } { Portion iliaque. — fémorale. — poplitée. B. terminales. }

Iliaque.
- Épigastrique. R. funiculaire, symphysaire, anastomot., etc
- Circonflexe iliaque. { B. ascendante ou abdominale. B. circonflexe. }

Fémorale.
- Cutanée abdominale.
- Honteuses externes.
- Fémorale profonde.
  - Circonflexe externe. { B. transverse. B. descendante anastomotique. }
  - Circonflexe interne. { B. ascendante. B. transverse. }
  - 1ʳᵉ perforante. A nourricière supérieure du fémur.
  - 2ᵉ et quelquefois 3ᵉ. (Grande A. nourricière du fémur.)
- Grande anastomotique.
- 2 porforantes (Grande nourricière du fémur.)
- Etc., etc.

7*

Poplitée.
- Articulaires supérieures, interne, externe et moyenne.
- Articulaires inférieures, interne et externe.
- Jumelles, etc.

B. terminales de l'artère du membre inf^r.

Tibiale antérieure.
- **Portion jambière.**
  - Récurrente du genou.
  - Perforantes.
  - Malléolaires, etc.
- **Portion pédieuse.**
  - B. internes.
  - B. externes.
    - Dorsale du tarse.
    - Dorsale du métatarse. Arcade dorsale du pied ; inter-osseuses. R. perforants, etc.
  - B. terminales.
    - A. anastomotique profonde. Arcade plantaire.
    - A. dorsale du gros orteil.

Tronc tibio-péronier.
- **Péronière.**
  - A. nourricière du péroné.
  - B. antérieure.
  - B. postérieure, etc.
- **Tibiale postér^re.**
  - A. nourricière du tibia, etc.
  - B. terminales.
    - Plantaire interne.
    - Plantaire externe. Arcade plantaire ; perforantes, collatérales des orteils. etc., etc.

Pelvienne u'hypogastrique.

B. ant^res.
- Ombilicale. Vésicale antérieure.
- **Vésicales.**
  - Postérieure.
  - Inférieure ou vésico-prostatique.
- **Obturatrice.**
  - En dedans du bassin. R. iliaque, pubien, anastomotique avec l'épigastrique.
  - En dehors.
    - R. interne.
    - R. externe. A. cotylienne.

B. postres.
- **Iléo-lombaire.**
  - B. lombaire.
  - B. iliaque. A. nourricière de l'os iliaque.
- Sacrées latérales. A. spinales sacrées.
- Fessière.

B. int^nes.
- Hémorrhoïdale moyenne.
- Vaginale.
- Utérine.

B. inf^res.
- **Ischiatique.**
  - R. fessiers.
  - R. pelvi-trochantériens.
  - R. cruraux.
- **Honteuse int^e.**
  - Hémorrhoïdale inférieure.
  - B. terminales.
    - Périnéale. Artère de la cloison.
    - Pénienne.
      - Transverse du périnée (artère du bulbe).
      - Dorsale de la verge.
      - Caverneuse.

VEINES.
- En général.
- En particulier.

Veines en général.

Nombre plus grand que celui des artères.
- Veines satellites des artères, en nombre double.
- V. superficielles en surplus.

Volume plus considérable que celui des artères.

Origine.
- Artères.
- Tissus caverneux.
- Surfaces muqueuses.

Situation. V. superficielles et profondes.
Direction rectiligne.

Trajet.
- Réseaux à la naissance.
- Réunion en rameaux, branches et troncs.

Rapport des veines profondes avec les artères.

Anastomoses.
- Par inosculation.
- Par branche transverse ou oblique.
- Par convergence.
- A l'origine et à la terminaison avec la même veine.
- Par composition et récomposition.
- Plexus veineux.

Variétés nombreuses.

Terminaison définitive.
- V. cave supérieure.
- V. cave inférieure.
- V. cardiaque.

Structure.
- Valvules.
  - Nombre plus grand aux membres inférieurs, etc.
  - Situation aux embouchures, etc.
  - Direction du bord libre vers le cœur.
  - Disposition par paires.
  - Usage : favoriser le cours du sang.
- Tuniques, externe fibreuse, interne séreuse. — Sinus veineux.
- Artérioles, veinules, etc.

Veines en particulier.

A sang rouge. Veines pulmonaires.

A sang noir.
V. ombilicale.
- V. cardiaque ou sinus cardiaque
- Veine-cave supérieure.
- Veine-cave inférieure.
- Veines du rachis.
- Veine-porte.

V. omphalo-mésentérique.

VEINE-CAVE SUPÉRIEURE.

- **B. collatérales.**
  - Grande azygos.
    - V. aortiques, œsophagiennes, etc.
    - Bronchique droite quelquefois.
    - V. inter-costales inférieures droites.
    - Demi-azigos.
      - V. aortiques, œsophagiennes, diaphragmatiques.
      - V. inter-costales inférieures gauches.
      - V. inter-costale supérieure gauche quelquefois.
  - Thyroïdienne inférieure et mammaire interne droites, quelquefois.
  - Thymiques, péricardines, médiastines et diaphragmatiques supérieures droites.
  - B. propres à la gauche. — Diaphragmatique supérieure, thymique, péricardines, inter-costale supérieure quelquefois (gauches).
- **B d'origine, brachio-céphaliques.**
  - B. Communes aux deux.
    - V. vertébrale. — V. cervicale ascendante ; V. cervicale profonde.
    - Mammaire interne.
    - Thyroïdienne inférieure.
  - B. d'origine.
    - V. de la tête, jugulaire interne.
    - V. du membre supérieur.

Jugulaire interne.
- B. collatérales.
- Origine. Sinus latéral. — Système veineux cérébral.

Jugulaire interne. B. collatérales.

- Thyroïdiennes supérieure et moyenne.
- Pharyngienne.
  - Plexus pharyngien superficiel.
  - V. méningée.
  - Plexus de la muqueuse pharyngienne.
- Linguale.
  - V. dorsales. — Plexus dorsal et V. satellites du nerf lingual.
  - V. sublinguales. — Plexus inférieur et latéral.
  - V. linguales satellites.
- Faciale.
  - Portion cervicale.
    - Palatine inférieure. — Plexus tonsillaire.
    - V. sous-mentales.
    - V. de la glande sous-maxillaire.
    - Labiales inférieures, moyennes et supérieures.
  - Portion faciale et angulaire.
    - Nasales antérieures et dorsales du nez.
    - Arcade nasale. — V. frontales ou préparates.
    - Massétérines , buccales.
    - Veine et plexus alvéolaires
      - Sous-orbitaire.
      - Malaire.
      - Sphéno-palatines.
      - Palatines.
      - Vidiennes ou ptérygoïdiennes.
      - Anastomoses avec le plexus ptérygoïdien.
    - Palpébrale inférieure.
    - Anastomose avec l'ophthalmique.
    - Sus-orbitaires et palpébrales supérieures.
- Occipitale profonde.
  - Mastoïdienne.
  - Canaux diploïques occipitaux.
- Condylienne antérieure communiquant avec les sinus vertébraux.

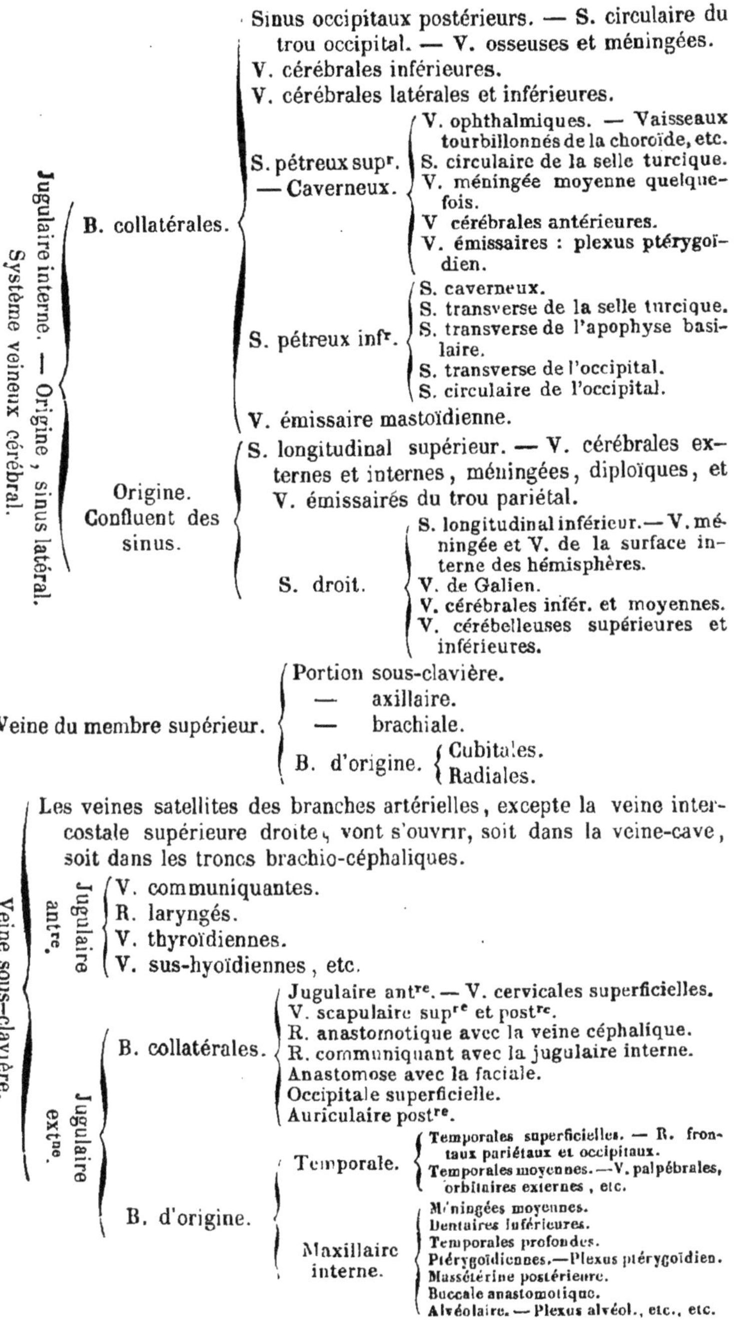

Système veineux cérébral.

Jugulaire interne. — Origine, sinus latéral.

B. collatérales.

S. pétreux sup⟨r⟩. — Caverneux.
- V. ophthalmiques. — Vaisseaux tourbillonnés de la choroïde, etc.
- S. circulaire de la selle turcique.
- V. méningée moyenne quelquefois.
- V cérébrales antérieures.
- V. émissaires : plexus ptérygoïdien.

S. pétreux inf⟨r⟩.
- S. caverneux.
- S. transverse de la selle turcique.
- S. transverse de l'apophyse basilaire.
- S. transverse de l'occipital.
- S. circulaire de l'occipital.

V. émissaire mastoïdienne.

Origine. Confluent des sinus.

S. longitudinal supérieur. — V. cérébrales externes et internes, méningées, diploïques, et V. émissairés du trou pariétal.

S. droit.
- S. longitudinal inférieur. — V. méningée et V. de la surface interne des hémisphères.
- V. de Galien.
- V. cérébrales infér. et moyennes.
- V. cérébelleuses supérieures et inférieures.

Sinus occipitaux postérieurs. — S. circulaire du trou occipital. — V. osseuses et méningées.
V. cérébrales inférieures.
V. cérébrales latérales et inférieures.

Veine du membre supérieur.
- Portion sous-clavière.
- — axillaire.
- — brachiale.
- B. d'origine.
  - Cubitales.
  - Radiales.

Veine sous-clavière.

Les veines satellites des branches artérielles, excepté la veine intercostale supérieure droite, vont s'ouvrir, soit dans la veine-cave, soit dans les troncs brachio-céphaliques.

Jugulaire ant⟨re⟩.
- V. communiquantes.
- R. laryngés.
- V. thyroïdiennes.
- V. sus-hyoïdiennes, etc.

Jugulaire ext⟨ne⟩.

B. collatérales.
- Jugulaire ant⟨re⟩. — V. cervicales superficielles.
- V. scapulaire sup⟨re⟩ et post⟨re⟩.
- R. anastomotique avec la veine céphalique.
- R. communiquant avec la jugulaire interne.
- Anastomose avec la faciale.
- Occipitale superficielle.
- Auriculaire post⟨re⟩.

B. d'origine.
- Temporale.
  - Temporales superficielles. — R. frontaux pariétaux et occipitaux.
  - Temporales moyennes. — V. palpébrales, orbitaires externes, etc.
- Maxillaire interne.
  - Méningées moyennes.
  - Dentaires inférieures.
  - Temporales profondes.
  - Ptérygoïdiennes. — Plexus ptérygoïdien.
  - Massétérine postérieure.
  - Buccale anastomotique.
  - Alvéolaire. — Plexus alvéol., etc., etc.

V. Axillaire.
- **Céphalique.**
  - V. satellites de l'artère.
  - Radiale superficielle. — Céphalique du pouce.
  - Médiane céphalique.
  - Médiane basilique.
    - **Réunion.**
      - R. anastomotique.
      - Médiane commune.
- **Basilique.**
  - Cubitale antérieure.
  - Cubitale postérieure. — Salvatelle.

V. Brachiale. — La veine brachiale et ses divisions sont en nombre double des artères, et se divisent comme elles.

VEINE-CAVE INFÉR^re.
- **B. collatérales.**
  - V. Hépatiques. — Canal veineux (fœtus).
  - Capsulaires et rénales.
  - Testiculaires. — Corps pampiniforme.
  - Ovariennes.
  - Diaphragmatiques inférieures.
  - Lombaires et sacrées moyennes.
- **B. d'origine.** Troncs pelvi-fémoraux ou veines iliaques primitives.

Tronc pelvi-fémoral.
- V. du membre inférieur.
- V. pelvienne ou hypogastrique.

Veine du membre inférieur.
- Portion iliaque. V. satellites des artères.
- **Portion fémorale.**
  - V. satellites.
  - V. de la tunique vaginale.
  - Saphène interne, etc.
    - **B. collatérales.**
      - Honteuses externes.
      - Sous-cutanées abdominales, etc.
    - **B. d'origine.**
      - Petite saphène.
      - Grande saphène. Arcade dorsale du pied.
- **Portion poplitée.**
  - V. satellites.
  - Saphène externe. Arcade dorsale du pied.
- B. d'origine : tibiales. — Les V. tibiales sont en nombre double des artères, et se divisent comme elles.

V. pelvienne ou hypogastrique.
- Iléo-lombaires, sacrées latérales, fessières, etc.
- **Vésicales.**
  - Plexus vésico-prostatique chez l'homme.
    - Dorsales de la verge.
    - Honteuses externes.
  - Plexus vésico-urétral chez la femme.
- Hémorrhoïdales inférieures. — Plexus hémorrhoïdal.
- Ischiatiques.
- **Honteuses internes.**
  - Quelques branches des veines dorsales de la verge.
  - Plexus vaginal ou rétiforme.
  - Plexus utérins. — Sinus utérins.

<table>
<tr><td rowspan="20">VEINES DU RACHIS.</td></tr>
</table>

VEINES DU RACHIS.

- **Superficielles.**
  - **Antérieures.**
    - Cervicales antérieures.
    - Intercostales supérieures.
    - Grande azygos.
    - Demi-azygos.
    - Lombaires.
    - Iléo-lombaires.
    - Sacrées latérales.
    - Sacrées moyennes.
  - **Postérieures.** Disposition en réseau.
- **Profondes.**
  - **Rachidiennes.**
    - **Antres.**
      - Sinus longitudinaux (grandes veines rachidiennes).
      - Plexus transverses. — Veines intérieures des vertèbres.
    - **Postres.** Réseau veineux rachidien.
  - **Spinales.** En réseau. Communication avec les veines cérébelleuses, cervicales, inter-costales, lombaires et sacrées.

SYSTÈME DE LA VEINE-PORTE.

- **V.-p. ventrale. Portion veinse.**
  - V. cystique.
  - Pylorique.
  - Duodénale.
  - Coronaire stomachique.
  - **B. d'origine.**
    - **Mésentérique supérieure.**
      - V. omphalo-mésentérique (fœtus).
      - Gastro-épiploïq. droite.
      - Coliques droites.
    - **Splénique.**
      - Mésentérique inférre.
      - Gastro-épiploïq. gauche.
      - Vaisseaux courts.
      - Etc., etc.
- **Sinus de la veine-porte. Portion artérieuse.**
  - Veine ombilicale.
  - Canal veineux.
  - Distribution dans le foie à la manière des artères.

Veine ombilicale. — Elle naît du placenta, s'accole aux artères dans le cordon ombilical, s'anastomose avec le sinus de la veine-porte, et se termine par le *canal veineux* dans la veine-cave inférieure, et plus souvent dans une des veines hépatiques.

Veine omphalo-mésentérique. — Elle naît de la vésicule ombilicale et se rend à la veine mésentérique supérieure.

GANGLIONS ET VAISSEAUX LYMPHATIQUES
- En général.
- En particulier.

- **Ganglions lymphatiques en général.**
  - Situation au-devant de la colonne vertébrale et dans le sens de la flexion aux membres.
  - Forme sphéroïdale.
  - Couleur d'un gris rougeâtre.
  - Volume d'un grain de millet à une aveline.
  - Structure. Lymphatiques en réseaux unis par du tissu cellulaire fin et une tumeur albumineuse, artères et veines.
  - Usages inconnus.

Vaisseaux lymphatiques en général.

Nombre plus considérable que celui des veines.

Origine.
- Réseaux
  - A toutes les surfaces.
  - Dans le tissu cellulaire.
- Par des orifices béants au sommet des villosités intestinales... ?

Trajet.
- Superficiel. — Profond.
- Sans diminution de nombre.
- En communiquant entre eux par des rameaux transverses.
- A travers des ganglions. — Vaisseaux afférents et efférents.

Direction légèrement flexueuse.
Capacité incertaine.

Terminaison.
- Grande veine lymphatique droite.
- Canal thoracique.
- Dans des radicules veineuses ?
  - Dans tout organe ?
  - Dans les ganglions ?

Structure.
- Tunique cellulo-fibreuse.
- Tunique séreuse. Valvules.

Ganglions en particulier

Des membres inférieurs.
- Tibial antérieur.
- Poplités, 3-4.
- Inguinaux superficiels, 6-12
- Inguinaux profonds, 2-4.

Du bassin.
- Iliaques externes.
- Hypogastriques, 10-12.
- Sacrés.

De l'abdomen.
- Mésentériques, 130-150.
- Méso-coliques.
- Gastro-épiploïques.
- Hépatiques, pancréatiques et spléniques.
- Lombaires.

Du thorax.
- Des parois thoraciques.
  - A la tête des côtes.
  - Dans les espaces inter-costaux.
  - Le long des artères mammaires.
- Du médiastin.
  - 3-4 sur le diaphragme.
  - 3-4 sur le péricarde.
  - 12-15 autour du thymus et des gros vaisseaux.
- Bronchiques.

Des membres supérieurs.
- Du bras.
- axillaires.

De la tête et du cou.
- Du crâne.
- De la face.
- Du cou, superficiels et profonds.

Vaisseaux lymphatiques en particulier.	Vaisseaux lymphatiques qui se terminent au canal thoracique. Canal thoracique. Vaisseaux lymphatiques qui se terminent en partie dans le canal thoracique et en partie dans la grande veine lymphatique droite.	

Vaisseaux lymphatiques se terminant au canal thoracique	Des membres inférieurs.	Superficiels. { Saphènes internes, 16-20. Saphènes externes, 2-3. Profonds. { Tibiaux antérieurs, 2. Tibiaux postérieurs, 2-3 Péroniers, 2-3. Poplités et cruraux, 5-6.
	Superficiels des fesses, des lombes, de la moitié inférieure des parois abdominales, du périnée, du scrotum, et de la verge.	
	Profonds, obturateurs, ischiatiques, fessiers, de la verge et du clitoris, du testicule, de la prostate et des vésicules séminales, utérins.	
	Des organes urinaires : de la vessie, des reins et des capsules surrénales.	
	Des parois du bassin et de l'abdomen.	Ilio-lombaires, 2. Plexus lymphatique iliaque. Sacrés. Plexus lymphatique sacré. Épigastriques. Circonflexes iliaques. Lombaires. Plexus lymphatique lombaire.
	Des viscères abdominaux.	De l'intestin grêle. { Lymphatiques proprement dits. Lactés ou chylifères. Du gros intestin. Du grand épiploon. De la rate, du pancréas.
	Inter-costaux.	Du foie, superficiels et profonds.

Canal thoracique. — Réservoir du chyle ou de Pecquet. — Ouverture dans la veine sous-clavière gauche.

Vaisseaux lymphatiques qui se terminent en partie dans le canal thoraciq. et en partie dans la grande veine lymphat. droite	Des poumons; superficiels et profonds. Sous-sternaux, diaphragmatiques, cardiaques, thymiques, œsophagiens. Des membres inférieurs, superficiels et profonds. De la paroi antérieure du thorax. Du cou et du dos.	
	Superficiels de la tête.	Épicrâniens. { Occipitaux. Temporaux. Frontaux. De la face.
	Superficiels et antérieurs du cou. De l'encéphale. Inconnus. Profonds de la langue, du palais, du nez, des orbites, du pharynx.	

NÉVROLOGIE. { CENTRE NERVEUX / NERFS.

CENTRE NERVEUX.
Axe cérébro-spinal;
centre cérébro-rachidien.
- Dépendances.
- Moelle.
- Encéphale.
- Structure et continuité des diverses parties du centre nerveux.

Dépendances du centre nerveux.
- Canal vertébral et crâne.
- Membranes extérieures.
  - Dure-mère.
  - Arachnoïde.
  - Pie-mère.
- Ligament dentelé.
- Membrane des ventricules.
- Liquide de Cotunni.
- Graisse du canal vertébral.

Dure-mère.
- Dans le canal vertébral.
  - Point d'adhérence aux os.
  - Gaînes pour les nerfs.
- Dans le crâne.
  - Adhérence aux os.
  - Cloisons.
    - Faux du cerveau. — Sinus longitudinal supérieur ; sinus longitudinal inférieur ; sinus droit.
    - Faux du cervelet. — Sinus occipitaux.
    - Tente du cervelet. — Sinus latéraux ; sinus pétreux supérieurs.
  - Sinus (*Voy.* Système veineux cérébral).

Arachnoïde. — Canal arachnoïdien ; tissu cellulaire sous-arachnoïdien ; tissu fibreux ; liquide sous-arachnoïdien.

Pie-mère. — Toile choroïdienne et plexus choroïdes des ventricules latéraux , du ventricule moyen et du ventricule du cervelet — Les plexus choroïdes paraissent formés par des houppes de vaisseaux entourés de substance grise ; ceux du ventricule moyen paraissent continus avec la glande pinéale.

Ligament dentelé.
- 20 à 24 dentelures.
- Origine sur les côtés du trou occipital , entre l'artère vertébrale et le nerf hypo-glosse.
- Terminaison à l'extrémité inférieure de la moelle.

Membrane des ventricules. — Lame cornée de renforcement. — Communication du liquide de cette membrane avec le liquide extra-ventriculaire par l'ouverture de l'extrémité du *calamus scriptorius*.

Moelle.

Conformation extérieure.
- Bulbes ou renflements. — Cervical; lombaire.
- Terminaison à la première ou à la deuxième vertèbre lombaire.
- Plis en zigzag sur toute la surface.
- Faisceaux antérieurs séparés par le *sillon médian antérieur*. Ce sillon est caché par une bandelette fibreuse.
- Faisceaux latéraux donnant attache au ligament dentelé, séparés des faisceaux antérieurs par la ligne des racines nerveuses antérieures, et des faisceaux postérieurs par le *sillon des racines nerveuses postérieures*.
- Faisceaux postérieurs séparés par le *sillon médian postérieur*, et divisés eux-mêmes par un petit sillon secondaire.

Structure.

Membrane propre ou pie-mère rachidienne.
- Repli médian antérieur.
- Prolongement médian post^r.
- Prolongements irréguliers, celluleux et vasculaires.

Pulpe nerveuse.
- Substance blanche. — Les faisceaux indiqués ci-dessus se composent de fascicules lamellés. — Commissure antérieure.
- Substance grise. — Cornes antérieures, cornes postérieures. — Commissure postérieure.
- Canaux ou ventricules latéraux chez le fœtus et les poissons.

Encéphale.

- Bulbe.
- Protubérance.
- Pédoncules cérébelleux.
- Cervelet.

Cerveau.
- Pédoncules cérébraux.
- Tubercules quadrijumeaux.
- Couches optiques.
- *Tuber cinereum, infundibulum.*
- Corps pituitaire.
- Nerfs optiques.
- Glande pinéale.
- Voûte à trois piliers.
- Cloison des ventricules.
- Bandelette demi-circulaire de la couche optique
- Bandelette demi-circulaire du corps stri
- Bandelette demi-circulaire du corps calleux.
- Corps strié.
- Corps calleux.
- Lobes cérébraux

- Cavités encéphaliques.

Conformation extérieure.

Collet du bulbe.

Pyramides antérieures , et sillon intermédiaire commençant à un entre-croisement de fibres et terminé au *trou borgne* de Vicq-d'Azyr.

Olives séparées des pyramides par le sillon du nerf hypo-glosse.

Fibres arciformes.

Faisceaux latéraux séparés des corps restiformes par les racines de la huitième paire.

Tubercules de Rolando.

Corps restiformes.—Pyramides postérieures et renflement mamelonné.

Portion du ventricule cérébelleux.— *Calamus scriptorius.* — Racines des nerfs auditifs. — Lame cornée du 4ᵉ ventricule. — Substance grise.

Structure.

Les faisceaux antérieurs de la moelle s'écartent et se divisent en deux portions : l'une renforce la pyramide correspondante en dehors ; l'autre renforce le faisceau latéral du bulbe.

Les faisceaux postérieurs ou corps restiformes sont aussi écartés et divisés en deux portions : l'une constitue , avec une partie du faisceau latéral du bulbe, le pédoncule cérébelleux inférieur; l'autre passe au-dessous des tubercules quadrijumeaux avec le pédoncule cérébelleux supérieur.

Les faisceaux latéraux renforcés par la portion externe des faisceaux antérieurs se divisent : 1° en fibres des pyramides antérieures qui passent sous le faisceau antérieur, s'entre-croisent avec celles du côté opposé et forment la portion interne et principale d'une pyramide; 2° en fibres de l'olive, qui s'infléchissent dans sa lame onduleuse et en sortent pour se continuer dans la protubérance avec les fibres de la pyramide correspondante; 3° en fibres de renforcement du pédoncule cérébelleux inférieur; 4ᵉ en fibres du *faisceau triangulaire* de l'isthme, ruban de Reil, qui se dégagent entre les pédoncules cérébelleux moyen et supérieur, et s'enfoncent sous les tubercules quadrijumeaux en formant une commissure au-dessus du pédoncule supérieur, 5° en fibres du faisceau innominé de Cruveilhier, visibles dans le ventricule cérébelleux, qui se croisent avec celles du côté opposé dans la protubérance. — Les faisceaux latéraux sont composés de substance blanche et de substance grise. Cette dernière tapisse le ventricule cérébelleux.

Les olives sont composées : d'une écorce blanche , d'une lame jaune , onduleuse , ouverte en arrière et en dedans et de fibres des faisceaux latéraux qui s'infléchissent dans la cavité de la lame ondulée et en sortent pour pénétrer dans la protubérance.

Protubérance.

Conformation extérieure.
- Limites. (Un peu arbitraires.)
  - Ligne verticale passant en dehors du nerf trijumeau.
  - Ligne horizontale tirée au niveau de la partie inférieure des tubercules quadrijumeaux.
  - Ligne horizontale passant par les angles latéraux du ventricule cérébelleux.
  - Etc., etc.
- Sillon médian.
- Etc., etc.

Structure.
1° Fibres transverses superficielles ou *pont de Varole*. Elles s'écartent en devenant profondes et sont séparées par de la substance grise. Les antérieures contournent le pédoncule cérébral, passent au-dessus du pédoncule cérébelleux et se placent en dedans ; — les fibres moyennes, arciformes restent inférieures ; — les fibres postérieures se placent au-dessus des précédentes.
2° Fibres longitudinales, suite des pyramides, des faisceaux antérieurs et des fibres de l'olive.
3° Fibres transverses profondes séparées par de la substance grise et par des fibres longitudinales.
4° Noyau de substance grise entremêlé de fibres transverses seulement.
5° Fibres longitudinales dépendant des faisceaux latéraux de la moelle et des corps restiformes.
6° Substance grise du ventricule cérébelleux.

Pédoncules cérébelleux
- Inférieurs, ou corps restiformes.
- Moyens, formés par les fibres transverses de la protubérance.
- Supérieurs, *processus cerebelli ad testes*. Nés dans le lobe moyen du cervelet, ils en sortent unis par la valvule de Vieussens, s'enfoncent sous les tubercules quadrijumeaux avec la division interne des corps restiformes, et se placent à la partie supérieure du pédoncule cérébral.

Cervelet.

Conformation extérieure.

Lobe médian.
Éminence vermiculaire supérieure.
Éminence vermiculaire inférieure. — Pyramide de Malacarne.—Luette et lames semi-lunaires ou valvules de Tharin. — Lame commissurale des lobules supérieurs.

Lobes latéraux.
Portion supérieure composée de cinq lobules fasciculés, continus par l'éminence vermiculaire supérieure.
Portion inférieure. — Lobule amygdale, lobule digastrique; lobule du nerf vague, etc.
Circonférence. — Lobule de la circonférence. — Scissure intermédiaire aux lobules supérieurs et inférieurs.

Structure.
Substance blanche. — Il y a un noyau de substance blanche pour chaque lobe. Fibreuse d'abord, elle devient lamelleuse pour former les lobules fasciculés en se divisant comme eux.

Corps *rhomboïdal* ou *dentelé*. — Caché dans les noyaux des lobes latéraux, il est formé d'une lame jaune onduleuse dans l'intérieur de laquelle se trouve une substance d'un blanc jaunâtre qui paraît lamellée et qui se continue avec la lame blanche qui tapisse le ventricule cérébelleux à ses angles latéraux.

Substance grise. — Elle recouvre toutes les lames et lamelles de la substance blanche.

Substance jaune intermédiaire.

Pédoncules cérébraux.
Première couche de fibres longitudinales, continuation des pyramides antérieures, du faisceau de l'olive et de la division interne du faisceau antérieur, offrant en dessous quelques fibres arciformes.
Couche de matière noire, *locus niger* de Sœmmering.
Deuxième couche de fibres longitudinales, suite de la portion du faisceau latéral, étrangère aux pyramides.
Substance grise, continue avec le noyau gris de la protubérance et avec la substance grise du ventricule cérébelleux.
Troisième couche de fibres longitudinales, formée par la continuation du pédoncule cérébelleux supérieur et de la portion interne du corps restiforme.

Tubercules quadrijumeaux. Eminences *nates* et *testes*.
Masses de substance grise continue avec celle de la couche optique, couvertes par une écorce de substance blanche, traversées par des fibres longitudinales, suite des pédoncules cérébelleux supérieurs, et par des fibres tranverses. Celles-ci forment de chaque côté deux tractus qui s'épanouissent dans la couche optique avec celles d'un tubercule placé en dedans des corps genouillés. Les tubercules quadrijumeaux sont posés sur des fibres blanches commissurales, continuation du faisceau triangulaire de l'isthme.

Couche optique.
{ Conformation extérieure. — Corps blanc de Vieussens. — Corps genouillés. — Commissure molle ou grise. — Commissure postérieure blanche, épanouie dans la couche optique et confondue avec les fibres pédonculaires.

Structure.
{ Masse de substance grise logée entre les fibres pédonculaires et une écorce blanche.

Les fibres pédonculaires épanouies à la face inférieure de cette masse forment : 1° le pédoncule antérieur de la glande pinéale ; 2° une partie du pilier antérieur de la voûte ; 3° la bandelette demi-circulaire de la couche optique ; 4° la bandelette demi-circulaire du corps strié ; 5° la bandelette demi-circulaire du corps calleux ; 6° l'écorce blanche de la couche optique, principale sinon unique source de la racine du nerf optique ; 7° les fibres rayonnantes des hémisphères qui traversent les corps striés ; 8° enfin plusieurs fibres me paraissent se perdre dans la substance grise.

Faisceau d'origine du pilier antérieur de la voûte.

Tuber cinereum. Prolongement des couches optiques formé de substance grise.

Infundibulum, tige pituitaire. Prolongement canaliculé du tuber cinereum, continu avec le lobe antérieur du corps pituitaire, formé de substance grise, recouvert par un prolongement de la pie-mère.

Corps pituitaire, formé : 1° d'un lobe postérieur arrondi, composé de substance grise ; 2° d'un lobe antérieur plus gros, composé d'une écorce de substance grise et d'une substance d'un gris jaunâtre. Ces deux lobes sont séparés par une petite membrane.

Nerfs optiques. Continus surtout avec l'écorce blanche de la couche optique. (Voir aux nerfs.)

Glande pinéale. Petite masse de substance grise dans laquelle arrivent les fibres blanches d'un *pédoncule antérieur*, et d'où partent des fibres de même nature constituant un *pédoncule postérieur* qui se continue avec l'écorce blanche des tubercules quadrijumeaux. Le centre de la glande pinéale, occupé par des petits graviers, offre quelquefois une petite cavité. Elle paraît continue avec les plexus choroïdes du troisième ventricule, qui semblent lui former deux petits pédoncules de substance grise.

Voûte à trois piliers.
- Pilier antérieur formé par la juxtaposition de deux cordons d'origine. Chacun de ces cordons, né dans la substance grise de la couche optique, descend à un tubercule de substance grise uni à celui du côté opposé par une petite commissure blanche (éminences mamillaires), l'enveloppe en se contournant en manière de 8 de chiffre, s'arrondit et remonte renforcé par un petit faisceau de fibres pédonculaires, et s'unit à celui du côté opposé pour former le pilier antérieur.
- Piliers postérieurs, résultant de la séparation des fibres et formant une frange (corps frangé) terminale de la substance blanche qui enveloppe la portion extra-ventriculaire du corps strié.
- Structure. Fibres longitudinales. — Le nom de *corpus psalloides* vient de deux mots grecs qui signifient : en forme de voûte ; et non d'une prétendue ressemblance entre une lyre et la face inférieure de la voûte. Les fibres transversales qu'on voit dans l'écartement des piliers postérieurs appartiennent au corps calleux.

Cloison des ventricules. *Septum lucidum*.
- Cinquième ventricule.
- Ouverture de communication avec le troisième ventricule?
- Structure.
  - Fibres blanches détachées de celles de la voûte. Elles remontent au corps calleux, se recourbent en dehors et se continuent à sa face inférieure.
  - Légère couche de substance grise, extérieure.

Bandelette demi-circulaire de la couche optique. Née des fibres pédonculaires, intermédiaire à la couche optique et au corps strié, elle se confond en partie avec la racine du nerf optique, et s'épanouit en partie dans l'écorce blanche de la corne d'Ammon. — Formée de fibres longitudinales. — Lame cornée de la bandelette demi-circulaire, renforcement de la membrane des ventricules.

Bandelette du corps strié. Elle naît des fibres pédonculaires et cerne la portion intraventriculaire du corps strié. — Formée de fibres longitudinales.

Corps strié.
- Portion intra-ventriculaire de substance grise.
- Portion extra-ventriculaire. — Commissure antérieure : ses fibres paraissent se continuer avec les fibres pédonculaires.
- Fibres radiées, *couronne rayonnante* de Reil. 1° Quelques-unes naissent du bord externe de l'écorce blanche de la couche optique. 2° La plus grande partie est la suite des fibres pédonculaires. — Des fibres radiées les unes se recourbent immédiatement en dehors du corps strié pour former le corps calleux, les autres se répandent dans les hémisphères.

Corps calleux.

Conformation extérieure.

> Raphé de la face supérieure. — Tractus longitudinaux.
> Portion réfléchie du corps calleux. — Pédoncules : logés dans la substance perforée antérieure, ils se rendent aux petites circonvolutions qui terminent la corne d'Ammon.

Structure. Le corps calleux me paraît formé 1° par des fibres hémisphérales ; 2° par des fibres pédonculaires recourbées. Les unes et les autres se continuent d'un côté à l'autre en formant un raphé médian. Pour former ce raphé, quelques faisceaux d'un côté se divisent et chaque division s'unit avec une division analogue du côté opposé pour reconstituer un nouveau faisceau. Il y a continuité, mais avec des combinaisons différentes. D'autres fibres se continuent sans ligne de démarcation d'un côté à l'autre.

Lobes cérébraux.

Conformation extérieure.

> Circonvolutions antérieures, frontales, antéro-postérieures terminées en dessous par une circonvolut. transverse.
> Circonvolutions du nerf olfactif.
> Circonvolutions moyennes, pariétales, comprenant, en dehors, des circonvolutions transverses, la circonvolution de la scissure de Sylvius, derrière laquelle sont deux petites circonvolutions qui lui sont perpendiculaires ; en dedans, deux groupes : l'un qui commence avec le prolongement moyen de la circonvolution du corps calleux ; l'autre qui se termine à une anfractuosité profonde, intermédiaire aux circonvolutions pariétales et aux circonvolutions occipitales.
> Circonvolutions occipitales, irrégulières, antéro-postérieures.
> Circonvolutions du lobe moyen, inclinées en avant et en dehors. — Circonvolutions de la corne d'Ammon.
> Circonvolution du corps calleux — Prolongement moyen. — Prolongement postér. — Circonvolution accessoire.
> Circonvolutions du corps strié.
> Scissure de Sylvius, etc. On peut facilement se représenter les grandes anfractuosités qui répondent aux groupes de circonvolutions que nous venons d'indiquer.
> Corps frangé, déjà indiqué.
> Bandelette demi-circul. du corps calleux.

Structure.

Structure
des
lobes cérébraux

Substance grise. —Elle paraît formée de plusieurs couches, de six, d'après M. Baillarger, alternativement grises et blanches. D'après cet auteur, les couches blanches paraissent composées de fibres distinctes des fibres pédonculaires.

Substance blanche.

Lame blanche des circonvolutions. Elle forme une petite bandelette fibreuse en dessus du corps calleux et se continue avec le corps frangé, et par conséquent avec la voûte à trois piliers.

Fibres commissurales. La partie superieure des fibres du corps calleux vient des hémisphères. La partie inférieure vient d'une portion des fibres pédonculaires recourbées en dehors du corps strié.

Fibres pédonculaires. Quelques-unes se recourbent en dehors du corps strié pour former la portion inférieure du corps calleux. Les autres se répandent dans les circonvolutions. Fibreuses d'abord, elles deviennent lamelleuses et striées et se perdent dans la substance grise, d'après les uns, tandis qu'elles s'y recourberaient pour se continuer avec les fibres commissurales d'après les autres.

STRUCTURE ET CONNEXIONS DES DIVERSES PARTIES DU CENTRE NERVEUX.

Le centre nerveux, *axe cérébro-spinal,* se compose de substance blanche, de substance grise, et, dans quelques parties, de substance jaune et de substance noire.

Substance blanche.

La substance blanche est fibrillaire, lamelleuse ou informe.

Moelle. — Les faisceaux blancs de la moelle se distinguent de chaque côté en antérieur, postérieur et latéral.

Bulbe et protubérance. — Au bulbe, le faisceau antérieur s'écarte de celui du côté opposé et se partage entre la pyramide et le faisceau latéral.

Le faisceau postérieur ou *corps restiforme* s'écarte aussi et se divise en portion cérébelleuse et en portion cérébrale.

Le faisceau latéral renforcé concourt, avec le corps restiforme, à former le pédoncule cérébelleux inférieur, mais la plupart de ses fibres vont au cerveau. Elles forment :

1° Les fibres entrecroisées antérieures ou de la pyramide.
2° Les fibres de l'olive.
3° Les fibres du faisceau triangulaire de l'isthme.
4° Les fibres entrecroisées postérieures.

La pyramide antérieure est formée des fibres croisées antérieures des faisceaux latéraux et de fibres directes venant du faisceau antérieur. Elles vont, à travers la protubérance, dans le pédoncule cérébral.

Les fibres de l'olive sont infléchies et recouvertes d'une lame onduleuse gris-jaunâtre et vont de la protubérance, à côté de celles de la pyramide, dans le pédoncule cérébral.

Les fibres du faisceau triangulaire de l'isthme se recourbent et forment deux commissures des faisceaux latéraux de la moelle : l'une au haut de la valvule de Vieussens, l'autre sous les tubercules quadrijumeaux.

Les fibres entrecroisées postérieures vont aussi au pédoncule cérébral.

Les fibres entrecroisées sont des espèces de commissures d'un côté de la moelle, au côté opposé de l'encéphale.

Cerveau. — Le pédoncule cérébral est formé :

1° Des fibres de la pyramide antérieure ;
2° Des fibres de l'olive et de la plupart de celles du faisceau latéral ;
3° D'une portion du faisceau postérieur ;
4° Du pédoncule cérébelleux supérieur.

Il s'étale au-dessous de la couche optique et entre les deux portions du corps strié. Au delà les fibres me paraissent se distinguer en quatre ordres. — Les unes, en avant de la couche optique, où elles sont peu distinctes, se réfléchissent en arrière et forment : le pédoncule antérieur de la glande pinéale infléchi dans cette glande, d'où il émerge pour se continuer avec l'écorce blanche des tubercules quadrijumeaux ; un cordon de renforcement au pilier antérieur de la voûte ; les fibres de l'écorce de la couche optique origine principale du nerf optique, dont les fibres internes sont commissurales ; les bandelettes demi-circulaires de la couche optique, du corps strié et du corps calleux. — D'autres se réfléchissent en dessus de la portion ventriculaire du corps strié et constituent la partie inférieure du corps calleux. — D'autres se réfléchissent en dessous de la portion intra-ventriculaire et se terminent par le corps frangé. La voûte à trois piliers est une espèce de commissure antéro-postérieure des fibres antérieures réfléchies en arrière et des fibres réfléchies en dessous. La cloison des ventricules, composée de fibres verticales ou obliques, se continue de la voûte aux fibres de la partie inférieure du corps calleux. — Enfin beaucoup des fibres pédonculaires se répandent dans les lobes cérébraux, sans qu'on puisse dire sûrement si elles y sont réfléchies ou terminées ; ce qu'il y a de certain, c'est que les lobes cérébraux sont unis par des commissures. Ces commissures sont : 1° les fibres transverses superficielles des tubercules quadrijumeaux (distinctes de celles du faisceau triangulaire de l'isthme) ;

2° la commissure postérieure ; 3° la commissure antérieure ; 4° la plus grande partie des fibres du corps calleux.

Cervelet. — Le pédoncule inférieur du cervelet n'est autre chose que la portion externe du corps restiforme renforcée par des fibres du faisceau latéral. Il se répand dans le cervelet, où il est lamelleux et fibreux. Mais on ne sait au juste s'il y est réfléchi ou terminé. Les pédoncules cérébelleux moyens et la protubérance forment la commissure des lobes cérébelleux latéraux. Le pédoncule cérébelleux supérieur forme la commissure du lobe médian et du cerveau. Il me semble qu'il y a aussi des fibres commissurales entre les lobes latéraux du cervelet et les lobes correspondants du cerveau par les fibres réfléchies dans le corps rhomboïdal ou situées dans le voisinage.

Substance grise.

La substance grise est extérieure ou intérieure aux diverses parties de la substance blanche.

La substance grise extérieure recouvre les renflements ou ganglions dans lesquels la substance blanche est infléchie : l'olive, le corps rhomboïdal, le cervelet, le cerveau et la glande pinéale. Elle est distincte sur chacun d'eux, étendue en surface et ondulée excepté sur la glande pinéale.

La substance grise intérieure partout, continue à elle-même, quoique modifiée, occupe les vides que laissent les diverses parties de la substance blanche.

Cavités du centre nerveux.

Ventricule de la moelle, seulement chez le fœtus.

Ventricule cérébelleux, fente formée par le bulbe et la protubérance d'un côté ; par le lobe moyen du cervelet, ses pédoncules supérieurs, la valvule de Vieussens et les *lamelles fibreuses* du cervelet, de l'autre : continu avec le canal de la moelle chez le fœtus, ouvert à son extrémité inférieure.

Aqueduc de Sylvius, canal de communication entre le ventricule cérébelleux et le ventricule cérébral moyen, creusé entre la lame perforée postérieure et les tubercules quadrijumeaux. — Anus

Ventricule cérébral moyen, fente entre les couches optiques, etc., communiquant par l'anus avec l'aqueduc de Sylvius ; par la vulve avec le cinquième ventricule ; par les *trous de Monro* avec les ventricules latéraux.

Cinquième ventricule ou ventricule de Cuvier, fente entre les deux lames du *septum lucidum*.

Ventricules latéraux du cerveau, fentes qui contournent la portion libre des corps striés et les couches optiques et forment en arrière la *cavité digitale* ou *ancyroïde*.

Membrane des ventricules continue avec la membrane propre de la moelle.

STRUCTURE ET CONTINUITÉ

DES DIFFÉRENTES PARTIES DU CENTRE NERVEUX.

Le centre nerveux se compose de substance blanche, de substance grise, de substance jaune et de substance noire. Je me borne à rappeler les trois dernières.

La substance blanche est fibreuse, lamelleuse ou sans forme distincte et homogène.

Lamelleuse et fibreuse dans la moelle, elle est séparée en deux moitiés latérales par les deux sillons médians. Chaque moitié est divisée par la substance grise en deux faisceaux, au niveau des racines nerveuses postérieures. Au bulbe on en distingue trois par la subdivision du faisceau antéro-latéral : faisceau antérieur, faisceau latéral et faisceau postérieur.

Le faisceau antérieur s'écarte de la ligne médiane et devient latéral. Une portion du faisceau latéral l'accompagne; l'autre portion passe derrière, s'entrecroise avec la portion correspondante du côté opposé, devient antérieure et verticale, forme une des pyramides et, après avoir traversé la protubérance, la partie inférieure du pédoncule cérébral.

Le faisceau antérieur devenu latéral, et renforcé par une portion du faisceau latéral, offre une portion recourbée en dehors, cérébelleuse, et une portion ascendante. Quelques fibres de cette dernière s'infléchissent dans la lame ondulée de l'olive, dont elles forment le noyau central. Quelques autres se dégagent plus haut, entre le *processus cerebelli ad testes* et la protubérance, en formant le *faisceau triangulaire de l'isthme,* se recourbent en dedans et deviennent commissurales sous les tubercules quadrijumeaux. Le reste de la portion ascendante se confond avec la portion directe du faisceau postérieur.

Le faisceau postérieur ou corps restiforme se divise en portion recourbée, cérébelleuse, et en portion directe, qui se confond avec la portion ascendante dont il vient d'être question.

Les fibres ascendantes des trois faisceaux, étrangères à la pyramide et au cervelet, vont au pédoncule cérébral : les unes après entrecroisement, les autres sans entrecroisement. Celles qui s'entrecroisent me paraissent venir du faisceau postérieur.

Les fibres cérébelleuses de la moelle se rendent dans les lobes latéraux du cervelet. La substance blanche est lamelleuse dans les lobules fasciculés, homogène dans chaque noyau central ; une portion s'infléchit dans la lame ondulée du corps rhomboïdal, où elle devient jaunâtre. Elle est unie d'un lobe à l'autre par les fibres commissurales de la protubérance. Le *processus cerebelli ad testes* qu'on pourrait regarder comme résultant de fibres infléchies dans le cervelet, et surtout dans le lobe moyen, s'en détache, et montant sous les tubercules quadrijumeaux va former, sans entrecroisement, la supérieure du pédoncule cérébral.

9

Les trois faisceaux de la moelle concourent, comme nous l'avons vu, à former le pédoncule cérébral. Ses fibres s'étalent à la partie inférieure de la couche optique. Quelques-unes des antérieures me paraissent se réfléchir en arrière. La plupart rayonnent comme un soleil dans le corps strié.

Les fibres réfléchies forment ou concourent à former : la bandelette demi-circulaire du corps strié, la bandelette demi-circulaire de la couche optique, le pédicule de la voûte à trois piliers, l'écorce blanche de la couche optique, enfin le pédicule antérieur de la glande pinéale. Ne pourrait-on pas considérer cette dernière comme formée d'un noyau de fibres blanches infléchies et modifiées, recouvertes par une écorce de substance grise ?

Les fibres rayonnantes se distinguent en supérieures, moyennes et inférieures. Les supérieures, après avoir traversé le corps strié, se recourbent en dedans, et forment la partie inférieure du corps calleux.

Les fibres moyennes, très-nombreuses, se rendent dans la substance blanche hémisphérale. Celle-ci est lamelleuse et fibreuse dans les circonvolutions, homogène dans le centre de l'hémisphère. Elle est unie d'un côté à l'autre par des fibres commissurales qui constituent : la partie supérieure du corps calleux, la commissure antérieure et la commissure postérieure.

Les fibres rayonnantes inférieures forment une couche mince qui se recourbe sous la portion non ventriculaire du corps strié et se terminent par le corps frangé. Celui-ci, composé de fibres longitudinales, forme, en s'unissant à celui du côté opposé, la voûte à trois piliers.

Plusieurs des fibres de la voûte deviennent verticales et montent au corps calleux en formant une paroi de la cloison des ventricules. Arrivées au corps calleux, elles me paraissent se recourber en dehors et se continuer au moins en partie avec les fibres pédonculaires : en sorte que les deux portions du corps strié seraient également recouvertes par ces fibres.

Séparées en avant, les fibres de la voûte se continuent : les unes avec les fibres pédonculaires réfléchies; d'autres se contournent en 8 de chiffre autour d'un noyau de substance grise en formant l'éminence mamillaire, et remontent dans la masse grise de la couche optique; d'autres enfin forment d'un côté à l'autre une très-petite commissure pour les deux éminences.

NERFS { En général.
{ En particulier.

NERFS EN GÉNÉRAL.

Nombre plus considérable que celui des artères.
Situation : profonde à leur sortie des centres nerveux, ensuite dans les grands espaces celluleux des membres.
Forme cylindrique, quelquefois rubanée.
Direction rectiligne, quelquefois courbe ou flexueuse.
Volume plus considérable dans les organes de sensibilité que splanchniques ou du mouvement.

Extrémité centrale. { Origine ou sortie des centres nerveux.
{ Racines ou prolongement dans ces centres.

Trajet. { Anastomoses.
{ Plexus.
{ Ganglions.
{ Rapports : position excentrique par rapport aux vaisseaux.
{ Division par séparation des filets.

Terminaison. { Organes avec nerfs et dans l'ordre du nombre : organes des sens, muscles, organes de la vie nutritive, ligaments et synoviale, os.
{ Organes sans nerfs connus : tissu cellulaire, séreuses, tendons, aponévroses, cartilages.

Structure. { Nerf : plexus condensé. { Névrilême géneral et propre à chaque filet constituant.
{ Pulpe nerveuse. — Vaisseaux, etc. — Quelques ners sont gris et mous, formés de substance grise.
{ Ganglions : plexus imprégné de matière grise.

Usages. Innervation, influence nécessaire à toutes les fonctions.

N. EN PARTICULIER.

Du centre nerveux. { Spinaux. { Origine. { Racine antre. } { Filets d'origine du grand sympathique.
{ Racine postre et ganglion. } { Etc., etc.
{ Division. Nerfs { Cervicaux.
{ Dorsaux.
{ Lombaires.
{ Sacrés.
{ Encéphaliques.
Des ganglions, grand sympathique.

N. cervicaux.

B. postérieures.

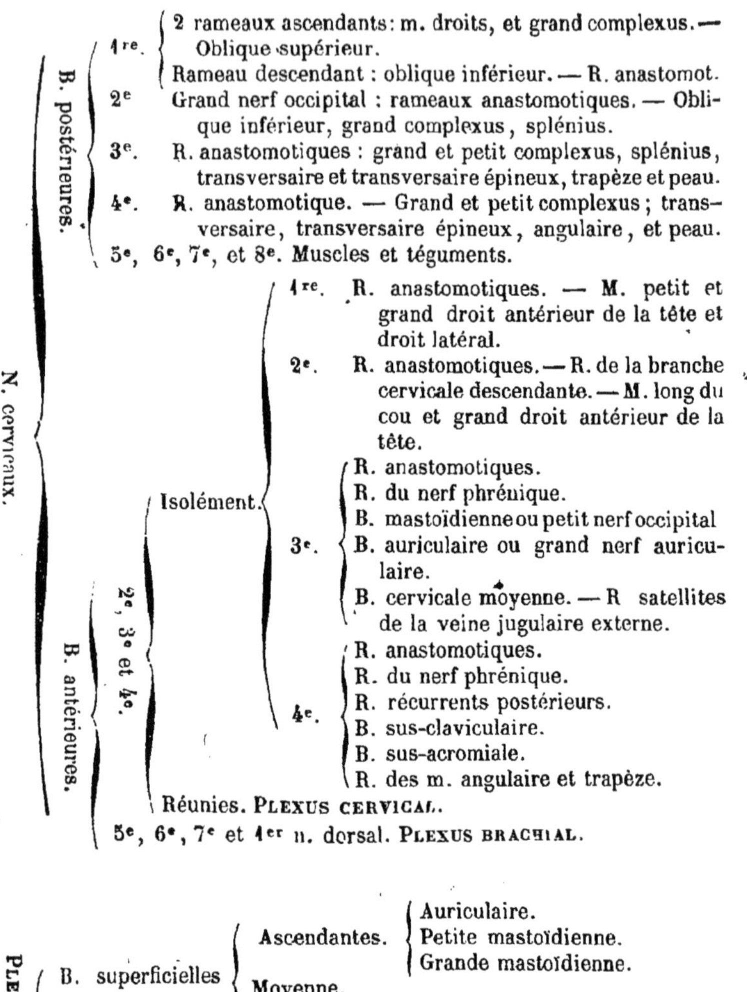

1re. 2 rameaux ascendants : m. droits, et grand complexus. — Oblique supérieur.
Rameau descendant : oblique inférieur. — R. anastomot.

2e. Grand nerf occipital : rameaux anastomotiques. — Oblique inférieur, grand complexus, splénius.

3e. R. anastomotiques : grand et petit complexus, splénius, transversaire et transversaire épineux, trapèze et peau.

4e. R. anastomotique. — Grand et petit complexus ; transversaire, transversaire épineux, angulaire, et peau.

5e, 6e, 7e, et 8e. Muscles et téguments.

B. antérieures.

2e, 3e et 4e.

Isolément.

1re. R. anastomotiques. — M. petit et grand droit antérieur de la tête et droit latéral.

2e. R. anastomotiques. — R. de la branche cervicale descendante. — M. long du cou et grand droit antérieur de la tête.

3e.
R. anastomotiques.
R. du nerf phrénique.
B. mastoïdienne ou petit nerf occipital
B. auriculaire ou grand nerf auriculaire.
B. cervicale moyenne. — R satellites de la veine jugulaire externe.

4e.
R. anastomotiques.
R. du nerf phrénique.
R. récurrents postérieurs.
B. sus-claviculaire.
B. sus-acromiale.
R. des m. angulaire et trapèze.

Réunies. PLEXUS CERVICAL.

5e, 6e, 7e et 1er n. dorsal. PLEXUS BRACHIAL.

PLEXUS CERVICAL.

B. superficielles

Ascendantes.
Auriculaire.
Petite mastoïdienne.
Grande mastoïdienne.

Moyenne.

Descendantes.
Rameaux sus-claviculaires.
Rameaux sus-acromiens.

B. profondes

Anastomosées avec l'hypo-glosse. Anse sous-hyoïdienne.
Phrénique.
Cervicales. — Rameaux anastomosés avec le nerf spinal.

B. cervicales.

PLEXUS BRACHIAL.

B. thoraciques
- Antérieures. { R. du m. sous-clavier. — Filet anastomosé avec le nerf phrénique. Rameaux pectoraux.
- Latérales. — Grand dentelé.
- Postérieures. — Rhomboïde et angulaire de l'omoplate. — Rameau anastomosé avec le nerf spinal.

B. scapulaires
- Postérieure. — Muscles sus-épineux et sous-épineux.
- Antérieures. — Muscle sous-scapulaire, grand rond et grand dorsal.
- Externe ou nerf circonflexe; deltoïde. — B. de la peau et du petit rond, anastomotique avec les rameaux sus-acromiens du plexus cervical et avec les rameaux perforants du circonflexe.

B. brachiales.

B. brachiales.

Cutanée interne.
- R. cutané du bras.
- R. articulaire du coude.
- B. terminales
  - Anté-rieures. { R. satellite de la veine médiane. R. anastomosé avec le nerf cubital. Etc., etc.
  - Postérieures. — R. anastomosé avec la branche cutanée accessoire.

Cutanée accessoire
- R. interne. { F. anastomosé avec le deuxième nerf inter-costal. F. anastomosé avec la branche cutanée.
- R. externe.

Musculo-cutanée.
- R. des muscles antérieurs du bras.
- R. articulaire du coude.
- R. anastomosé avec le nerf médian.
- B. terminales
  - Externe
  - Externe. { R. anastomosé avec le nerf radial. R. articulaire du poignet.

N. médian.

N. cubital.

N. radial.

N. médian.

Au bras. — Ordinairement point de rameaux; quelquefois rameaux des muscles antérieurs du bras.

A l'avant-bras.
- R. du grand pronateur; filets articulaires du coude.
- R. commun des muscles superficiels.
- R. commun des muscles profonds. — R. inter-osseux; filets articulaires?
- B. palmaire cutanée.

A la main. 6 branches terminales.

1re. Branche externe des muscles du thénar : petit abducteur du pouce, opposant et portion externe du court fléchisseur.

5 branches collatérales des doigts.

Toutes.
- R. dorsal.
- R. palmaire.
  - R. unguéal.
  - R. pulpaire.

1re. Bord externe du pouce.

2e. Bord interne du pouce.

3e. Bord externe de l'index; portion interne du petit fléchisseur du pouce et 1er lombrical.

4e. 2e espace inter-osseux, bords des doigts correspondants et deuxième lombrical.

5e. 3e espace inter-osseux, bords des doigts correspondants, 3e lombrical et filet anstomosé avec le nerf cubital.

N. cubital.

Au bras.

A l'avant-bras.
- Filets articulaires du coude.
- Branches des muscles cubital antérieur et fléchisseur profond.
- F. satellite de l'artère cubitale anastomosé avec la branche cutanée interne
- B. dorsale interne de la main, côté interne de la main et deux derniers espaces inter-osseux. — R. anastomosé avec le nerf radial.

A la main.

R. palmaire superficiel. — Branches collatérales du dernier espace inter-osseux et du côté interne du petit doigt. — R. du muscle palmaire cutané. — R. anastomotique au nerf médian.

R. palmaire profond.
- M. de l'hypothénar.
- Deux derniers lombricaux.
- M. inter-osseux; rameaux perforants anastomosés avec les rameaux des nerfs cubital et radial.
- M. du côté interne du pouce: adducteur et portion interne du court fléchisseur.

N. radial.
- Rameau cutané interne.
- Rameaux du triceps et de l'anconé.
- Rameau cutané externe.
- Rameaux du grand supinateur et du premier radial externe.
- Branche dorsale externe de la main.
- Rameau du petit supinateur.
- Rameau commun des muscles superficiels postérieurs, extenseur commun, extenseur propre du petit doigt et cubital postérieur.
- Rameau commun des muscles profonds, filet des muscles 2e radial et petit supinateur; filets des articulations radio-carpiennes, carpiennes et carpo-métacarpiennes.

N. dorsaux.

B. post^res ou dorsales.
- 1re. Rameaux musculaires et cutanés.
- 2e, 3e, 4e, 5e, 6e, 7e, 8e.
  - Rameau externe. Long-dorsal et sacro-lombaire.
  - Rameau interne. Long-dorsal, transversaire épineux et peau.
- 9e, 10e, 11e, 12e. Transversaire épineux et peau.

B. ant^res ou inter-costales.
- 1re. Plexus brachial. — Branches inter-costales : muscles inter-costaux, grand pectoral? et peau.
- 2e, 3e, 4e, 5e, 6e, 7e.
  - **B. terminales.**
    - Rameau des muscles inter-costaux.
    - Inter-costales. — Muscles inter-costaux, triangulaire du sternum et peau.
    - Perforantes ou cutanées.
      - 2e. Brachiale.
        - B. interne. R. anast. de la branche cutanée interne accessoire.
        - B. externe.
      - 3e. Filets thoraciques, mammaires et brachiaux.
      - 4e, 5e. Filets thoraciques, mammaires et scapulaires.
      - 6e, 7e. Filets thoraciques.
- 8e, 9e, 10e, 11e.
  - Rameau des muscles inter-costaux.
  - **B. terminales.**
    - Interne ou abdominale. Rameaux musculaires, inter-costaux, abdominaux et cutanés.
    - Cutanée.
- 12e.
  - Rameau anastomosé avec la première paire lombaire.
  - Rameaux des muscles inter-costaux.
  - **B. terminales.**
    - Abdominales. — Muscles et peau.
    - Fessière. — Muscles grand et petit obliques, peau de la fesse.

N. lombaires.
- B. postérieures, anastomosées entre elles. — Masse commune sacro-spinale; peau des lombes et de la région fessière. Les deux dernières ne sont que musculaires.
- B. antérieures. — PLEXUS LOMBAIRE.

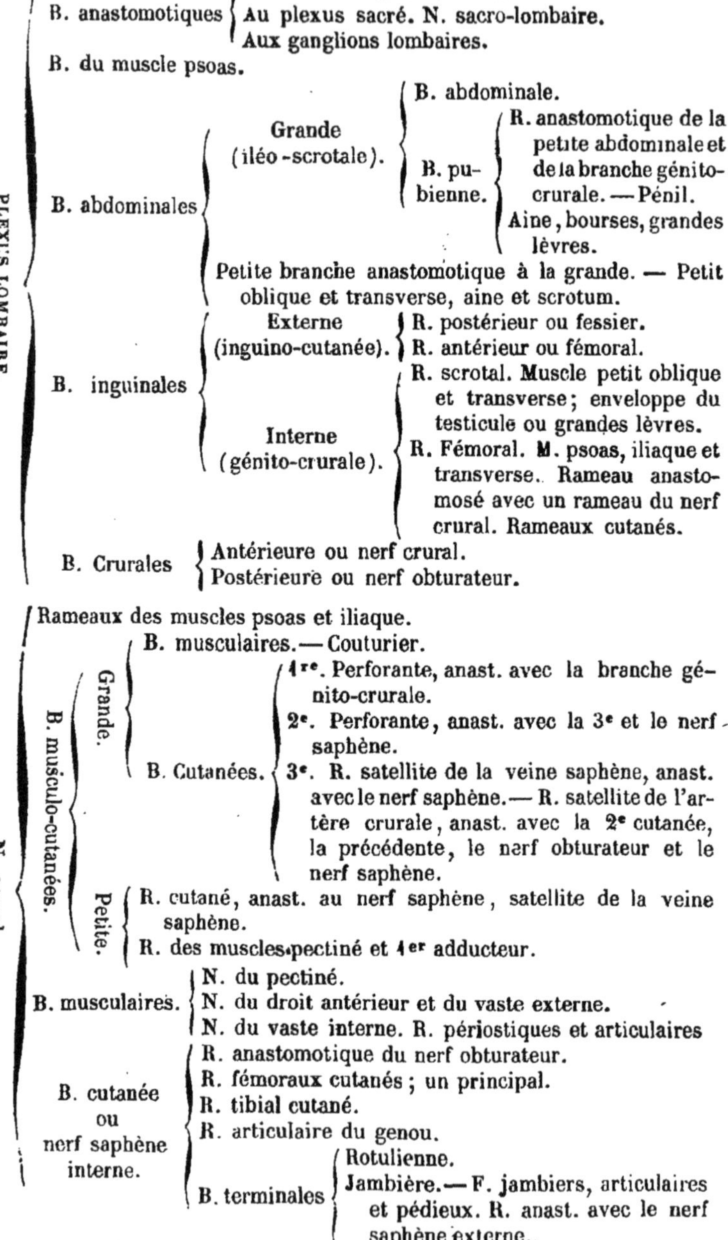

PLEXUS LOMBAIRE.

- **B. anastomotiques**
  - Du dernier nerf inter-costal.
  - Au plexus sacré. N. sacro-lombaire.
  - Aux ganglions lombaires.
- **B. du muscle psoas.**
- **B. abdominales**
  - Grande (iléo-scrotale).
    - B. abdominale.
    - B. pubienne.
      - R. anastomotique de la petite abdominale et de la branche génito-crurale. — Pénil.
    - Aine, bourses, grandes lèvres.
  - Petite branche anastomotique à la grande. — Petit oblique et transverse, aine et scrotum.
- **B. inguinales**
  - Externe (inguino-cutanée).
    - R. postérieur ou fessier.
    - R. antérieur ou fémoral.
  - Interne (génito-crurale).
    - R. scrotal. Muscle petit oblique et transverse; enveloppe du testicule ou grandes lèvres.
    - R. Fémoral. M. psoas, iliaque et transverse. Rameau anastomosé avec un rameau du nerf crural. Rameaux cutanés.
- **B. Crurales**
  - Antérieure ou nerf crural.
  - Postérieure ou nerf obturateur.

N. crural.

- Rameaux des muscles psoas et iliaque.
- **B. musculo-cutanées.**
  - Grande.
    - B. musculaires. — Couturier.
    - B. Cutanées.
      - 1re. Perforante, anast. avec la branche génito-crurale.
      - 2e. Perforante, anast. avec la 3e et le nerf saphène.
      - 3e. R. satellite de la veine saphène, anast. avec le nerf saphène. — R. satellite de l'artère crurale, anast. avec la 2e cutanée, la précédente, le nerf obturateur et le nerf saphène.
  - Petite.
    - R. cutané, anast. au nerf saphène, satellite de la veine saphène.
    - R. des muscles pectiné et 1er adducteur.
- **B. musculaires.**
  - N. du pectiné.
  - N. du droit antérieur et du vaste externe.
  - N. du vaste interne. R. périostiques et articulaires
- **B. cutanée ou nerf saphène interne.**
  - R. anastomotique du nerf obturateur.
  - R. fémoraux cutanés; un principal.
  - R. tibial cutané.
  - R. articulaire du genou.
  - B. terminales
    - Rotulienne.
    - Jambière. — F. jambiers, articulaires et pédieux. R. anast. avec le nerf saphène externe.

N. obturateur.

Rameaux de l'obturateur externe.

B. terminales.
- Antérieure.
  - R. anast. avec le nerf crural.
  - Rameaux des muscles 1er et 2e adducteurs et droit interne.
  - R. articulaire du genou.
- Postérieure. Muscle grand adducteur.

N. sacrés.

B. postérieures anast. en arcades.
- Rameaux de la masse spinale et du grand fessier.
- Rameaux cutanés.

B. antérieures.
- 1re, 2e, 3e, 4e et nerf lombo-sacré. PLEXUS SACRÉ.
- 5e, 6e. R. anast. entre eux et avec le plexus sacré.
- Peau et muscle grand fessier.

PLEXUS SACRÉ.

B. antérieures.
- Rameaux anastomosés avec le grand sympathique.
- Branches viscérales.
- Rameaux du releveur de l'anus et de l'obturateur interne.
- Rameau hémorrhoïdal. Sphincter et peau.
- N. honteux.
  - B. périnéale.
    - R. superficiel. Scrotum ou grande lèvre, et partie inférieure de la verge.
    - R. profond. Sphincter anal, transverse, ischio et bulbo-caverneux. Bulbe.
  - B. pénienne. Peau de la partie supérieure de la verge et prépuce. Gland, corps caverneux.

  Chez la femme la branche pénienne va au clitoris et à la grande lèvre. Le rameau périnéal profond va au constricteur de l'anus et aux muscles du vagin.

B. postérieures.
- Fessière supérieure. M. moyen et petit fessiers, tenseur de l'aponévrose crurale et pyramidal du bassin.
- Fessière inférieure.
  - B. ischiatique ou récurrente. — Peau de la fesse. Scrotum. Peau de la verge. R. anastomosé avec le R. périnéal superficiel. — Rameaux de la partie interne et supérieure de la cuisse.
  - B. fémorale cutanée. — Cuisse et jambe. R. anastomosé avec le nerf saphène externe.
- R. du jumeau supérieur.
- R. du muscle carré. — Jumeau inférieur. — Rameaux périostiques, osseux et articulaires.

B. terminale ou nerf sciatique.
- B. collatérales. — M. postérieurs de la cuisse et grand adducteur. — R. articulaire du genou.
- B. terminales.
  - N. poplité externe.
  - N. poplité interne.

N. poplité externe.

Racine externe du nerf saphène externe. — Rameaux cutanés. — Rameau anast. avec le musculo-cutané.

B. cutanée péronière.

B. terminales.

2 rameaux du muscle jambier antérieur. — Rameau de l'articulation péronéo-tibiale.

B. musculo-cutanée.

Rameaux des péroniers.

Rameaux cutanés. — Rameaux anast. avec la branche accessoire du saphène externe.

4 rameaux terminaux collatéraux. — Côté interne du gros orteil et trois premiers espaces inter-osseux. — Rameau anast. avec un rameau du nerf saphène externe.

N. tibial antérieur.

Rameaux des muscles antérieurs de la jambe.

B. terminales

Interne. — R. inter-osseux du premier espace. — R. anast. avec le rameau collatéral de la branche musculo-cutanée.

Externe. — M. pédieux et inter-osseux des trois derniers espaces.

Ces deux branches donnent des filets aux articulations tarsiennes et métatarsiennes.

N. poplité interne

Derrière le genou.

N. Saphène externe. (Racine externe.)

F. cutanés de la jambe.
Anastomot. de la racine externe.
R. calcaniens.

N. musculaires. — Jumeaux, soléaire, plantaire grêle, poplité.

N. articulaire.

A la jambe.

Rameaux des muscles profonds.
R. cutanés. — N. calcanien externe. — N. cutané plantaire.

Au pied. B. terminales.

N. plantaire int^{ne}.

Rameaux cutanés, calcanien et plantaire grêle.

Rameaux des muscles court fléchisseur du gros orteil et court fléchisseur des orteils.

Branche collatérale interne du gros orteil.

Rameaux terminaux, collatéraux des trois premiers espaces inter-osseux, lombricaux, articulaires des articulations métatarsiennes.

N. plantaire ext^{ne}.

Rameau du muscle adducteur du petit orteil.

Rameau de l'accessoire.

B. superficielles.

R. externe. — Collatéral externe du petit orteil. Rameaux cutanés du court fléchisseur du petit orteil, inter-osseux du 4e espace, articulaire.

R. interne. — Collatéraux des derniers espaces. Rameaux cutanés articulaires.

B. profonde. — Filets articulaires; filet du 4e lombrical ; filet de l'abducteur transverse. — Filets inter-osseux des 3e, 2e et 1er espaces.

N. encéphaliques. { Origine.
{ Passage. —Trous de la base du crâne.
{ Distribution.

Origine.

N. olfactif.
(1re paire.)
{ Racine externe. Corne d'Ammon.—Portion extra-ventricu -
laire du corps strié.
{ Racine interne. Extrémité de la circonvolution la plus interne du lobe antérieur.—Commissure antérieure?
{ Racine moyenne, grise. Petite saillie située à l'extrémité de
l'anfractuosité interne du lobe antérieur.
{ Deux filets blancs et un gris.— Ganglion.

N. optique.
(2e paire.)
{ Tubercules quadrijumeaux. — *Corpora geniculata.*
{ Écorce de la couche optique.
{ Bandelette demi-circulaire.
{ Pédoncule cérébral?
{ *Tuber cinereum.*
{ Fibres externes non entrecroisées. — Fibres moyennes en-
trecroisées. — Fibres internes commissurales.

N. moteur oculaire commun. { Partie interne du pédoncule cérébral.
(3e paire.)   { Anastomose entre les racines des deux nerfs?

N. pathétique. (4e paire.) Faisceau antéro-latéral de la moelle , au-dessous
des tubercules quadrijumeaux.

N. trijumeau.
(5e paire.)
{ Racine ganglionaire. Corps restiforme près du faisceau latéral, au niveau de l'extrémité inférieure de l'olive.
{ Racine non ganglionaire. Partie interne et inférieure du
pédoncule cérébelleux. Est-elle continue avec le faisceau
antérieur de la moelle?

N. moteur oculaire externe. (6e paire.) Pyramide antérieure.

N. facial. (Portion dure de la 7e paire.) Faisceau latéral de la moelle en
haut et en dehors de l'olive, près du corps restiforme.

N. auditif. (Portion molle de la 7e paire.) Substance grise du quatrième
ventricule par deux filets qui embrassent le corps restiforme.

N. glosso-pharyngien. (Portion de la 8e paire.) Bulbe à deux millimètres
en arrière de l'olive.

N. pneumo-gastrique. (Portion de la 8e paire.) Corps restiforme au-dessous du glosso-pharyngien.

N. spinal. Faisceau latéral de la moelle dans le crâne et au cou, plus ou
moins bas.

N. hypo-glosse. (9e paire.) Sillon intermédiaire aux éminences pyrami-
dale et olivaire.

Passage. — Trous de la base du crâne.

Trous de la lame criblée de l'ethmoïde pour les filets du nerf olfactif. — Trous orbitaires internes pour les artères ethmoïdales. L'antérieur donne aussi passage à un filet nerveux de la branche ophthalmique. — Petite fente pour la sortie de ce filet. — Trou borgne pour une veine.

Trou optique pour le nerf optique, l'artère ophthalmique et un prolongement de la dure-mère. — Fente sphénoïdale pour les nerfs : moteur oculaire commun, pathétique, moteur oculaire externe ; la veine ophthalmique, une branche de l'artère méningée moyenne et un prolongement de la dure-mère.

Trou grand rond ou maxillaire supérieur pour le nerf du même nom. — Trou ovale ou maxillaire inférieur pour le nerf du même nom et une petite branche méningée de l'artère maxillaire interne. — Trou petit rond ou sphéno-épineux pour l'artère sphéno-épineuse ou méningée moyenne.

Trou déchiré antérieur pour l'artère carotide interne et les filets nerveux qui l'accompagnent. — Hiatus de Fallope pour un de ces filets qui va s'anastomoser avec le nerf facial. — Conduit auditif interne pour les nerfs facial et auditif.

Trou déchiré postérieur divisé en portion antérieure pour la 8ᵉ paire et une petite branche méningée de l'artère maxillaire interne, et en portion postérieure pour la veine jugulaire interne. — Trou mastoïdien pour l'artère mastoïdienne.

Trou condylien antérieur pour le nerf hypo-glosse. — Trou condylien postérieur pour une petite veine.

Trou occipital pour la moelle et ses membranes, les artères vertébrales et spinales, les nerfs spinaux, etc.

Distribution.

Nerfs olfactif, optique, moteur oculaire commun, pathétique, trifacial, moteur oculaire externe, facial, auditif, glosso-pharyngien, pneumo-gastrique, spinal et hypo-glosse.

N. olfactif. — Deux racines blanches et une grise, tronc, ganglion et rameaux olfactifs.

N. optique.
- Origine.
  - Écorce blanche de la couche optique.
  - Éminences *nates* et *testes*.
  - Pédoncules cérébraux, etc., etc.
- Commissure optique.
  - Fibres externes directes.
  - — moyennes, entrecroisées.
  - — internes, commissurales.
  - — commissurales supérieures.
- Terminaison. — Rétine.
- Etc., etc.

N. moteur oculaire commun.
- R. anast. du plexus caverneux.
- R. anast. de la branche ophthalmique.
- R. anast. avec le nerf moteur oculaire externe.
- B. terminales
  - Supérieure. — M. droit supérieur et élévateur de la paupière supérieure.
  - Inférieure.
    - R. interne ; droit interne.
    - R. moyen ; droit intérieur.
    - R. externe ; petit oblique. — Filet anast. avec le ganglion ophthalmique.

N. pathétique.
- R. anast. à l'ophthalmique.
- R. anast. au lacrymal.
- R. de la tente du cervelet.
- R. terminaux au grand oblique.

N. trifacial. Ganglion de Cassérius.
- R. méningés.
- B. terminales.
  - Ophthalmique.
  - Maxillaire supérieure.
  - Maxillaire inférieure.

B. ophthalmique.
- R. méningé récurrent.
- R. anast. avec les trois nerfs moteurs oculaires.
- R. anast. du ganglion cervical supérieur.
- B. terminales.
  - Lacrymale.
    - F. anast. du n pathétique.
    - F. malaire, anast. avec le n. facial.
    - F. anast. avec le r. orbitaire.
    - F. lacrymaux.
    - F. terminaux, palpébral et temporal anast. avec le r. temporal antérieur. du n. maxillaire inférieur.
  - Fronto-nasale quelquefois.
  - Frontale.
    - R. externe. — F. frontaux, périostiques et cutanés ; r. frontal osseux. — F. palpébraux anast. avec le n. facial.
    - R. interne. — F. frontaux, palpébraux et nasaux. — F. du sinus frontal.
  - Nasale.
    - F. anast. au ganglion ophthalmique.
    - F. ciliaires.
    - R. terminaux.
      - Externe. — F. frontaux, palpébraux et nasaux.
      - Interne. — N. de la cloison ; n. naso-lobaire.

B. maxillaire supérieure.

Au trou maxillaire supérieur. R. orbitaire.

R. lacrymo-palpébrale. — R. anast. au n. lacrymal. — Glande lacrymale et paupière supérieure.

R. temporo-malaire.

F. malaire. R. anast. au n. facial.

F. temporal. R. anastom. au temporal profond antérieur.

A la fente sphéno-maxillaire.

Rameaux anastom. au ganglion de Meckel.

Rameaux dentaires postérieurs. — Gencives, tissu adipeux, anast. entre eux et avec le n. dentaire antérieur. — Mailles remarquables. — R. du tissu osseux. — Dents molaires. — Muqueuse du sinus maxillaire.

R. du plexus vasculaire.

Dans le canal sous-orbitaire. — N. dentaire antérieur. R. anast. avec les nerfs dentaires postérieurs et supérieurs. — M. pituitaire, os, dents incisives, canine et première petite molaire.

A la face. — N. sous-orbitaires rayonnants anast. avec le nerf facial.

B. maxillaire inférieure.

R. externes.

N. temporal profond.

R. anast. des n. massétérin et buccal.

R. anast. avec les filets temporaux superficiels du facial, avec les filets du n. lacrymal et un filet du n. sous-orbitaire.

N. massétérin.

R. temporal profond.

R. articulaire.

N. buccal.

R. du ptérygoïdien externe.

R. temporaux anastomotiques, musculaires et cutanés.

R. cutanés.

R. satellites des artères.

R. anast. avec le n. facial et avec le n. mentonnier.

R. moyens.

R. interne.

	N. temporal superficiel.	R. anast. du n. dentaire. R. articulaires. R. du conduit auditif et de la conque. R. parotidiens. R. anast. avec le nerf temporal profond.
Rameaux moyens du n. maxillaire. supérieur.	N. dentaire inférieur.	R. anast. au n. lingual. R. mentonnier. Mylo-hyoïdien et ventre antérieur du digastrique. R. dentaires et gengivaux externes. R. mentonnier anast. avec le facial.— Plexus mentonnier.
	N. lingual.	R. anast. du n. facial; corde du tympan. R. anast. du n. dentaire.. R. aux gencives, aux tonsilles et à la muqueuse buccale. R. à la glande sous-maxillaire. R. anast. au ganglion sous-maxillaire. R. à la glande sub-linguale. R. anast. avec l'hypo-glosse. R. papillaires.

R. interne du maxillaire inférieur. N. du ptérygoïdien interne accolé au ganglion otique.

Moteur oculaire externe.	R. anast. au ganglion cervical supérieur. R. anast. avec la b. ophthalmique.

N. facial.	Dans le conduit auditif. — R. anast. du n. auditif.	
	Dans l'aqueduc de Fallope.	R. crânien du n. ptérygoïdien. R. anast. avec le ganglion otique. —F. du n. de Jacobson. Corde du tympan au n. lingual. R. aux muscles du marteau? R. du muscle de l'étrier. R. auriculaire anast. du pneumo-gastrique.
	Depuis l'aqueduc jusqu'à la terminaison.	R. auriculaire.—R. anastom. du plexus cervical. Muscles auriculaires et occipital. R. styloïdien.—R. anast. au ganglion cervical supérieur et au n. hypo-glosse. R. du digastrique, anast. au n. glosso-pharyngien et au n. laryngé supérieur.
	A sa terminaison.	B. supérieure. R. anast. du n. temporal superficiel de la 5e paire. R. frontaux, orbitaires, nasaux, labiaux supérieurs et buccaux. B. inférieure. R. labiaux inférieurs et peauciers. R. anast. avec le n. mentònnier et avec le plexus cervical.

N. auditif.
- R. anast. au nerf facial.
- B. du limaçon.
- B. vestibulaire.
  - Rameaux de l'utricule et des canaux vertical supérieur et horizontal.
  - R. du saccule.
  - R. du canal vertical postérieur.

N. glosso-pharyngien.

Au ganglion d'Andersh.
- R. de Jacobson.
  - R. anast. au plexus carotidien.
  - R. anast. avec le ganglion otique.
  - R. anast. au filet crânien du n. ptérygoïdien.
  - Rameaux de la fenêtre ovale, de la fenêtre ronde et de la trompe d'Eustache.
- R. anast. avec le n. vague.
- R. anast. avec le n. facial.
- R. anast. au r. carotidien du ganglion cervical supérieur.

Au-dessous.
- R. anast. avec les n. vague et spinal.
- R. des m. digastrique, stylo-hyoïdien et stylo-pharyngien. — F. anast. avec le n. facial.
- R. carotidiens anast. avec les filets du ganglion cervical supérieur. — F. cardiaques.
- R. pharyngiens, muqueux et musculaires ; constricteurs supérieur et moyen.
- R. tonsillaires. Plexus tonsillaire, *circulus tonsillaris*.
- R. linguaux muqueux.

N. vague ou pneumo-gastrique.

Au trou déchiré postérieur.
- R. anast. avec le n. spinal.
- R. anast. avec le ganglion d'Andersh.
- R. de la fosse jugulaire, anast. avec le n. facial. — F. anast. au n. de Jacobson. — F. anast. au r. auriculaire postérieur du n. facial. Rameaux au conduit auditif externe.

A la sortie du trou déchiré. — R. anast. avec les n. spinal, glosso-pharyngien, hypo-glosse, le ganglion cervical sup^r et le plexus cervical.

Au cou.
- R. pharyngien.
  - F. carotidiens.
  - F. anast. avec des f. du glosso-pharyngien. — Plexus pharyngien.
  - F. anast. avec des f. du ganglion cervical sup^r.
- R. laryngé supérieur.
  - R. laryngé externe. — R. anast. au ganglion cervical supérieur, au n. cardiaque supérieur. — Rameaux du muscle constricteur inférieur du pharynx, du corps thyroïde et du m. crico-thyroïdien.
  - R. terminaux. Épiglottiques et linguaux muqueux, laryngés muqueux, aryténoïdiens, anastomotiques.
- R. cardiaques anast. au n. cardiaque supérieur et au plexus cardiaque.

Dans la poitrine.

Dans l'abdomen.

N. vague dans la poitrine.	R. laryngé inférieur. R. anast. avec les n. cardiaques.— · R. œsophagiens, trachéens. R. du constricteur inférieur du pharynx et des muscles du larynx.—R. anastomot. avec le r. laryngé supérieur. R. cardiaques au péricarde et au cœur (pl. cardiaque). R. bronchiques (plexus pulmonaire). R. trachéens. R. œsophagiens.
N. vague dans l'abdomen	A gauche, r. gastriques antérieurs et hépatiques. A droite, r. gastriques postérieurs. Plexus solaire.

N. spinal.

- Dans le crâne.
  - R. anast. avec la première paire cervicale.— Ganglion d'Huber.—F. anast. à la 1re paire cervicale.
  - R. anast. avec la 2e paire cervicale.
- Dans le trou déchiré. — Accolement au n. vague, sans anastomose.
- B. terminales.
  - Anastomotique au n. vague.—N. pharyngien.
  - Spinale.
    - Branche anast. au n. hypo-glosse.
    - R. mastoïdiens anast. avec les 2e, 3e, 4e et 5e paires cervicales.
    - — R. trapéziens.

N. hypo-glosse.

- R. anast. avec le n. vague.
- R. anast. au ganglion cervical supérieur.
- R. anast. des 1re et 2e paires cervicales.
- R. anast. avec le n. lingual.
- B. cervicale descendante anastomotique.
- Petit r. sus-hyoïdien.
- R. linguaux : hyo-glosse, stylo-glosse, génio-glosse et génio-hyoïdien.

N. DES GANGLIONS ou GRAND SYMPATHIQUE.

- Caractères communs.
  - Filets d'origine fournis par des nerfs venant du centre nerveux.
  - Arrivée des filets d'origine à des ganglions.
  - Anastomoses de ces ganglions entre eux et rameaux de distribution dans les viscères, sur les parois des vaisseaux, etc., etc.
  - Trajet des rameaux. Plexus centraux, pharyngien, cardiaque, pulmonaire, solaire.
- Caractères propres. Ganglions
  - SPINAUX
    - Cervicaux.
      - Supérieur.
      - Moyen.
      - Inférieur.
    - Dorsaux.
    - Lombaires.
    - Sacrés.
  - ENCÉPHALIQUES.

10*

G. cervical supérieur.

R. anastomot.

Supérieur ou carotidien.
- F. anast. avec le n. de Jacobson.
- — avec le n. vidien.
- — avec la 6e paire.
- Plexus caverneux.
  - R. anast. avec la 3e paire.
  - R. anast. avec le ganglion ophthaimique
  - R. anast. avec la 3e paire par le ganglion de Casser et la branche ophthalmique.
  - F. sus-sphénoïdaux.

Inférieur ou de communication avéc le grand cervical moyen.
- Rameaux anast. des 3e et 4e paires.
- R. anast. au n. cardiaque supr.
- F. anast. avec la branche laryngée externe.

Externes.
- Rameaux anast. aux 1re et 2e paires cervicales et quelquefois aux 3 et 4e.

Antérieur.
- Rameaux anast. avec le n. glosso-pharyngien et vague par les ganglions et leurs branches.
- R. anast. avec l'hypo-glosse.

Rameaux vasculaires. — Plexus carotidien externe.

Viscéraux.
- Pharyngiens. — Plexus pharyngien qui a pour origine : les nerfs vague, spinal, glosso-pharyngien et le ganglion cervical supérieur.
- Laryngés.
- Cardiaque supérieur.

G. cervic. moyen.

R. anastomosés
- Avec les g. cervicaux supérieur et inférieur.
- Avec les 3e, 4e et 5e paires et quelquefois avec le n. phrénique.

R. vasculaires, plexus thyroïdien.

N. cardiaque moyen.

G. cervical infr.

R. anastomosés
- Avec les g. cervicaux moyens et 1er thoracique.
- Avec les 6e, 7e, 8e cervicaux et le 1er n. dorsal.
- Avec le n. récurrent.

R. vasculaire. — N. vertébral anast. avec les 3e, 4e et 5e paires cervicales.

N. cardiaque inférieur.

G. et plexus thoraciques. { Pl. cardiaque. / Pl. pulmonaire. / G. thoraciques. }

Plexus cardiaque. {

Origine. { N. cardiaques des ganglions cervicaux. / Portion cervicale du n. vague. / N. récurrent. / 1er et 2e ganglions thoraciques. }

Division. {
1re portion résultant de l'anastomose des deux n. cardiaques supérieurs et du ganglion cardiaque ou de Wrisberg.

2e portion résultant de l'anastomose des n. cardiaques moyen et inférieur formant le grand plexus cardiaque ou de Haller.

3e portion résultant des deux portions précédentes et formant les plexus coronaires antérieur et postérieur.
}
}

Plexus pulmonaires. {

Origine. { Pneumo-gastriques. / Ganglions thoraciques supérieurs. }

Division. { Plexus pulmonaire antérieur. / —   —   postérieur droit. / —   —   —   gauche. }
}

G. thoraciques. {

R. anastomotiques { Des ganglions entre eux. / Des n. dorsaux. / Du 4e ganglion avec le plexus pulmonaire postérieur. / Du 1er ganglion au plexus cardiaque. }

R. vasculaires, aortiques.

R. organiques {
Musculaires : long du cou. / Des os (vertèbres).

Splanchniques. { Grand plexus solaire. / Petit filet anast. au grand splanchnique. — F. rénaux. / N Rénal. F. rénaux, aortiques. }
}
}

G. et pl. de l'abdomen. { Plexus solaire. / Ganglions lombaires. }

Plexus solaire. {

Origine. { Ganglions semi-lunaires. / Grands et petits splanchniques. / Pneumo-gastrique droit. }

Division. — Pl. cardiaque, mésentérique supérieur et mésentérique inférieur, diaphragmatiques, etc.
}

G. lombaires {
R. anasto- { Des g. entre eux. / motiques { Avec les n. lombaires.

R. vasculaires et organiques. — Plexus aortique. Il reçoit une émanation des pl. mésentériques et se divise en pl. secondaires qui répondent aux branches de l'aorte.
}

G. sacrés.
- R. anasto-motiques
  - Des g. entre eux.
  - Avec les n. sacrés.
- Rameaux vasculaires internes ; anast. avec ceux du côté opposé. — Pl. de l'artère sacrée moyenne. — Filets au sacrum.
- Rameaux splanchniques, anast. avec les plexus du bassin. — Filets au rectum.

G. CRANIENS.
- G. ophthalmique.
- Sphéno-palatin ou de Meckel.
- Naso-palatin ?
- Sous-maxillaire.
- Sub-lingual.
- Otique.

G. ophthalmiques.
- En arrière. — R. anast. du n. moteur oculaire commun ; du moteur oculaire externe quelquefois ; de la b. nasale de l'ophthalmique ; du plexus caverneux.
- En avant.
  - N. iriens. Filets de la conjonctive.
  - R. de l'artère centrale de la rétine.

G. sphéno-palatin ou de Meckel.
- R. supérieurs anast. du n. maxillaire supérieur.
- R. inférieurs. N. palatins
  - Antérieur. — Voûte et voile du palais, cornet inférieur.
  - Moyen. — Voile du palais.
  - Postérieur. — Muqueuse, muscles péristaphylin interne et palato-staphylin.
- R. postérieurs.
  - Vidien ou ptérygoïdien.
    - F. crânien, anast. du n. facial.
    - F. carotidien anast. du ganglion cervical supérieur.
  - Pharyngien de Bock. — Pharynx, trompe d'Eustache, fosses nasales, sinus sphénoïdal.
- R. internes sphéno-palatins.
  - F. interne ou n. naso-palatin. — Cloison nasale et voûte palatine.
  - F. externes. — Cornet moyen

G. sous-maxillaire.
- Rameaux anast. du n. lingual.
- Rameaux anast. du plexus de l'artère faciale.
- Rameaux de la glande sous maxillaire.
- Rameau du canal de Warthon.

G. sub-lingual.
- Rameau anast. du n. lingual.
- Rameau anast. du plexus de l'artère sub-linguale.
- Rameaux de la glande sub-linguale.

G. otique.
- Rameau anast. du n. facial (n. pétreux), qui reçoit une anastomose du n. de Jacobson.
- Rameau anast. du pl. de l'artère méningée moyenne
- Rameau de la caisse du tympan, de la trompe d'Eustache et du conduit auditif externe.
- Rameau du muscle interne du marteau.
- Rameau anast. au n. acoustique ou auditif.

FIN.

LIBRAIRIE

DE

MÉQUIGNON-MARVIS FILS,

ÉDITEUR,

RUE DE L'ÉCOLE-DE-MÉDECINE, 3,
PRÈS CELLE DE LA HARPE.

EXTRAIT

DU

CATALOGUE DES LIVRES DE FONDS.

—◦◦◦—

Ouvrages d'Entomologie.

GODART et DUPONCHEL. Histoire naturelle des Lépidoptères ou Papillons d'Europe, commencée par feu J.-B. GODART, ancien proviseur, et terminée par M. P.-A. DUPONCHEL, chevalier de la Légion-d'Honneur et membre de plusieurs sociétés savantes, ouvrage basé sur la méthode de Latreille, modifié d'après les progrès de la science, avec les figures de chaque espèce, dessinées, gravées et coloriées d'après nature, par M. DELARUE, peintre d'histoire naturelle.

DIVISION DE L'OUVRAGE,

PAR M. GODARD.

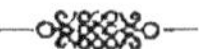

		NOMBRE des livraisons
Tome I.	DIURNES (*Environs de Paris*).	15
Tome II.	DIURNES (*Montagnes alpines et départements méridionaux*).	14
Tome III.	CRÉPUSCULAIRES DE FRANCE	6
Tome IV.	NOCTURNES (*Bombycites*).	20
Tome V.	NOCTURNES (partie des *Tinéites* et commencement des *Noctuélites*).	16

Total : 71

Par M. Duponchel.

Tome VI.	Nocturnes (Suite des *Noctuélites*).	15
Tome VII.	1re Partie (Suite et complément des *Noctuélites*.	15
Nocturnes.	2e Partie (*Phalénites*).	19
Tome VIII.	1re Partie (Suite et complément des *Phalénites*).	20
Nocturnes.	2e Partie (*Pyralites*).	13
Tome IX.	Nocturnes (*Platyomides*).	15
Tome X.	Nocturnes (*Crambites et Yponomeutides*).	10
Tome XI.	Nocturnes (Suite et complément des *Tinéites et Ptérophorites*)	14

121

192

Cet ouvrage est entièrement terminé ; il se compose de 13 volumes, divisés en 192 livraisons. Chaque livraison, composée de 2 planches coloriées et du texte correspondant, est de. . . . . 3 fr.

Supplément a l'histoire naturelle des Lépidoptères ou Papillons de France, par M. P.-A.-J. Duponchel.

DIVISION DE L'OUVRAGE.

		NOMBRE des livraisons.
Tome I.	Diurnes.	25
Tome II.	Crépusculaires.	6
Tome III.	Nocturnes.	25
Tome IV.	Id.	20

76

Chaque livraison se compose de 2 planches coloriées et du texte correspondant. Prix. 3 fr.

Nota. — Il reste à publier 8 livraison du Supplément tome 4e et dernier ; elles comprendront la table générale de l'ouvrage.

Duponchel. Table générale des Lépidoptères de France contenus dans l'Histoire naturelle des Lépidoptères de France. 1 vol. in-8° (*Sous presse.*) Cette Table se vendra séparément.

Iconographie des chenilles, faisant suite à l'*Histoire naturelle des Lépidoptères* ou Papillons de France, par P.-A.-J. Duponchel.

L'ouvrage formera 60 livraisons. Chaque livraison se compose de 3 planches coloriées avec soin et du texte correspondant. Prix : 3 fr.

Toutes facilités sont accordées aux souscripteurs. L'on peut souscrire indistinctement aux différentes parties de ces trois ouvrages.

Godart. Tableau des Lépidoptères de France (*Diurnes*). Brochure in-8°. 3 fr.

Dejean. Catalogue de la collection des Coléoptères de M. le comte Dejean, 3e édition. Paris, 1837, 1 vol. in-8°, br. 15 fr.

Dejean et **Boisduval**. Iconographie et histoire naturelle des Coléoptères d'Europe, par M. le comte **Dejean**, pair de France, lieutenant-général, etc., et M. J.-A. **Boisduval**, D.-M.

Cet ouvrage formera 12 volumes divisés en 130 livraisons environ.

Chaque livraison se compose de cinq planches gravées et coloriées avec le plus grand soin, format gr. in-8°, et du texte correspondant, imprimé avec un caractère neuf sur papier superfin satiné. Prix. 6 fr.

Il a été tiré séparément quelques exemplaires format in-4°, sur grand-raisin vélin double, dont un destiné à accompagner les dessins originaux exécutés en couleur d'après nature, sur peau vélin. Les exemplaires in-4° sont de 25 fr. la livraison.

La famille des *Carabiques*, formant 4 vol. composés de 46 livraisons, est terminée.

Le tome 5°, comprenant les *Hydrocanthares*, et rédigé par le d^r Ch. Aubé, forme 10 livraisons, etc.

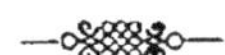

Ouvrages de Médecine, de Chirurgie, etc.

Andral. Précis d'anatomie pathologique, par G. **Andral**, professeur de pathologie interne à la Faculté de médecine, médecin à l'hôpital de la Pitié. Paris, 1829, 3 vol. in-8°, br. 18 fr.

Auboin. Nouveau dictionnaire portatif des termes techniques et usuels de médecine et de chirurgie, auxquels on a joint tous les termes employés dans les sciences accessoires, par **Auboin**; ouvrage rédigé sur le plan des dictionnaires publiés par MM. Nysten, Béclard, Chomel, Cloquet, Orfila, Bégin, Boisseau, Jourdan, etc., d'après l'état actuel de ces sciences et leurs progrès récents. 1 fort vol. in-16. Paris, 1832. 7 fr. 50 c.

Barbier. Traité élémentaire de matière médicale, par J.-B.-G. **Barbier**, médecin en chef de l'Hôtel-Dieu d'Amiens, professeur de pathologie et de clinique internes à l'école secondaire de médecine d'Amiens; 4e édit., entièrement revue et augmentée. Paris, 3 forts vol. in-8°, br. 20 fr.

Bayle. Traité élémentaire d'anatomie, ou Description succincte des organes et des élémens organiques qui composent le corps humain, par A.-L.-J. **Bayle**, 5e édit., 1 fort vol. grand in-18 anglais édité avec luxe. Prix, broché. 6 fr.
Le même, cartonné à l'anglaise. 7 fr.

Bayle. Atlas élémentaire d'anatomie descriptive, par A.-L.-J. **Bayle**, docteur en médecine et professeur agrégé de la Faculté de Paris, ancien bibliothécaire adjoint de la même Faculté. 1 vol. grand in-4°, composé de 45 planches très-bien gravées et du texte explicatif en regard de chaque planche. Prix, cartonné, figures coloriées d'après nature. **52 fr.**

Le même, fig. noires. **26 fr.**

Le même, fig. coloriées, avec le Traité d'anatomie de M. Bayle. 5e édition (1 fort vol. in-18 de 6 fr.). **58 fr.**

Le même, fig. noires avec le Traité d'anatomie. **32 fr.**

L'on vend séparément chaque planche avec le texte explicatif. Prix ; fig. noire, 50 c. ; fig. coloriée, 1 fr.

BEAUMONT. Notice sur les hernies et sur la manière de les guérir radicalement, par BEAUMONT (de Lyon). 1 vol. in-8°, br. 3 fr.

BÉGIN. Nouveaux éléments de chirurgie et de médecine opératoire, ouvrage contenant l'exposition complète des maladies chirurgicales et des opérations qu'elles réclament, par L.-J. BÉGIN, professeur et chirurgien en chef de l'hôpital militaire d'instruction de Paris, etc , etc., deuxième édition, entièrement refondue et augmentée d'un fort vol. in-8°, 2 tomes en 3 vol. in-8°, br. **20 fr.**

BÉNIQUÉ. De la rétention d'urine et d'une nouvelle méthode pour introduire les bougies et les sondes dans la vessie ; comment on peut prévenir les rétrécissements de l'urètre : par le docteur J. BÉNIQUÉ, ancien élève de l'École polytechnique. Paris, 1 vol. in-8°, avec planches, br. **5 fr.**

BERZELIUS. De l'emploi du chalumeau dans les analyses chimiques et les déterminations minéralogiques, par M. BERZELIUS. Traduit du suédois, par FRESNEL. 1 vol. in-8°, br. 6 fr. 50 c.

BERZELIUS. Analyse des corps inorganiques, par M. BERZELIUS. Paris, 1 vol. in-8°, fig., br. **4 fr.**

BRARD. Nouveaux éléments de minéralogie, ou Manuel du minéralogiste voyageur, par BRARD, professeur de minéralogie ; 3e édit., entièrement revue, corrigée et mise au niveau des connaissances, par M. GUILLEBOT, ancien élève de l'École polytechnique, élève ingénieur des mines. Paris, 1838, 1 vol. in-8°. **7 fr.**

BREMSER. Traité zoologique et physiologique sur les vers intestinaux de l'homme, par BREMSER ; traduit de l'allemand, par GRUNDLER, docteur-médecin, professeur ; revu et augmenté de notes, par M. BLAINVILLE, professeur d'anatomie comparée et de zoologie à la Faculté des sciences ; enrichi d'un nouvel Atlas composé de 15 pl. in-4º, avec un texte explicatif renfermant plusieurs observations inédites, par M. LEBLOND, professeur d'histoire naturelle au collége royal de Charlemagne. 1 vol. in-8º et atlas, br.　　　　　　　　　　　　　　　　13 fr.

L'atlas séparément.　　　　　　　　　　　　　7 fr. 50 c.

BROUSSAIS. Histoire des phlegmasies ou inflammations chroniques, fondée sur de nouvelles observations de clinique et d'anatomie pathologique ; ouvrage présentant un tableau raisonné des variétés et des combinaisons diverses de ces maladies, avec leurs différentes méthodes de traitement, par F.-J.-V. BROUSSAIS, professeur à la Faculté de Paris, médecin en chef et ex-professeur de l'hôpital militaire d'instruction de Paris, 1838, 5e édit. 3 vol. in-8º, br.　　　　　　　　　　　　　　22 fr.

CAZEAUX. Traité théorique et pratique de l'art des accouchements, comprenant l'histoire des maladies qui peuvent se manifester pendant la grossesse et le travail, et l'indication des soins à donner à l'enfant nouveau-né, par P. CAZEAUX, docteur en médecine, professeur d'acouchements, ancien chef de clinique d'accouchements de la Faculté de médecine de Paris, ouvrage approuvé par l'Académie royale de médecine. 1 très fort vol. in-8º avec un grand nombre de figures intercalées dans le texte et plusieurs pl. gravées (2e édit., *sous presse*). Prix, br.　9 fr.

CHAUSSIER. Contre-poisons, ou moyens reconnus les plus efficaces dans les différents cas d'empoisonnement, mis à la portée des personnes étrangères à l'art de les guérir ; suivis de l'indication des secours à donner aux noyés, aux asphyxiés, aux enfants naissants et aux personnes mordues par des animaux enragés et des serpents, à celles piquées par des insectes venimeux ; et des précautions à prendre dans le cas de mort apparente, par M. CHAUSSIER ; 4e édition, revue, corrigée et augmentée. 1 vol. in-8º, br.　　　　　　　　　　　　　　　3 fr.

CHEVREUL. Précis de l'art des accouchements, à l'usage des étudiants en médecine et des élèves sages-femmes, par CHEVREUL, professeur d'accouchements, directeur de l'École de médecine secondaire et de l'hospice de la Maternité d'Angers; 3e édition, revue et augmentée de figures sur bois. 1 vol. grand in-18, broché.　　　　　　　　　　　　　　3 fr. 50 c.

CORVISART. Essai sur les maladies et les lésions organiques du cœur et des gros vaisseaux, par CORVISART ; 3e édition, corrigée et augmentée. 1 vol. in-8º, broché.　　　　　7 fr.

COSTER. Manuel des opérations chirurgicales, contenant plusieurs procédés opératoires, en particulier ceux de M. Lisfranc, et suivi de deux tableaux synoptiques des accouchements naturels et artificiels, par J. Coster; 3ᵉ édition, avec des additions et des changements importants. 1 fort vol. in-18, br.   6 fr.

Deleau. Mémoire de la perforation de la membrane du tympan, pratiquée pour rétablir l'ouïe dans plusieurs cas de surdité, avec des observations sur les sourds-muets, et quelques considérations sur le développement de l'ouïe et de la parole, par Deleau jeune. Paris, 1822, in-8°, br.   3 fr.

Denonvilliers. Traité d'anatomie chirurgicale, par C. Denonvilliers, chef des travaux anatomiques et professeur agrégé de la Faculté de médecine. 1 vol. in-8°, avec un atlas du même format, composé d'environ 50 pl. dessinées d'après nature par Léveillé et gravées sur acier. (*Sous presse.*)

Desmoulins et Magendie. Anatomie des systèmes nerveux des animaux à vertèbres, appliquée à la physiologie et à la zoologie, par Desmoulins. Ouvrage dont la partie physiologique est faite conjointement avec F. Magendie, membre de l'Institut. Paris, 2 vol. in-8°, avec un atlas in-4° de 13 pl., br.   17 fr.

Despretz. Traité élémentaire de physique, par C. Despretz, membre de l'Institut, professeur de physique à la Faculté des sciences; ouvrage adopté par le Conseil royal de l'instruction publique pour l'enseignement dans les établissements de l'Université. 4ᵉ édit., revue et augmentée. 1 très-fort vol. in-8° et 17 pl., br.   12 fr.

Dictionnaire de médecine et de chirurgie pratiques, par MM. Andral, Bégin, Blandin, Bouillaud, Bouvier, Cruveilhier, Cullerier, A. Dévergie, Deslandes, Dugès, Dupuytren, Foville, Guibourt, Jolly, Lallemand, Londe, Magendie, Martin Solon, Ratier, Rayer, Roche, Sanson. 15 vol. in-8° de 600 à 700 pages chacun. L'ouvrage complet, br.   105 fr.

Dictionnaire universel de matière médicale et de thérapeutique générale, contenant l'indication, la description et l'emploi de tous les médicaments connus dans les diverses parties du globe, par F.-V. Mérat et A.-J. Delens, DD. MM. PP., membres de l'Académie royale de médecine. Ouvrage complet. Paris, 6 forts vol. in-8°, br.   52 fr.

Didier. Précis d'un cours complet de mathématiques à l'usage des gens du monde et surtout à l'usage des jeunes gens qui se destinent aux divers services publics, aux sciences, aux arts, à

l'éducation. 1 vol. grand in–8° à deux colonnes, et 10 pl. gravées avec soin sur acier, br.   2 fr 80 c.

Eusèbe de Salle. Tableaux synoptiques des poisons et asphyxies,
divisés d'après les tableaux les plus récents d'histoire naturelle,
de thérapeutique et de médecine légale, et dans lesquels sont
réunis, sous un même coup d'œil, le nom de toutes les sub-
stances vénéneuses de la nature, les accidents qu'elles déter-
minent, les remèdes qu'on doit leur opposer, et les réactifs qui
les font reconnaître, par **Eusèbe de Salle**. 3e édition, revue,
corrigée et augmentée, 2 feuilles in-plano (sur jésus).   3 fr.

Fau. Anatomie des formes de l'homme, à l'usage des peintres et
des sculpteurs, par le docteur J. **Fau**. 1 vol. in–8°. avec atlas
in–4° de 30 pl. environ, toutes dessinées d'après nature et li-
thographiée par M. **Léveillé**, élève de M. Jacob. (*Sous presse*.)

Gerdy. Traité des bandages, des pansements et des appareils,
par P.-N **Gerdy**, professeur de chirurgie à la Faculté de médecine de Paris, chirurgien et professeur de clinique à l'hôpital
de la Charité, etc.; 2e édition, revue, corrigée et considérablement augmentée. Paris, 2 vol. in–8° avec atlas in–4°, composé
de 20 pl. gravées, br.   18 fr.

Guibourt. Histoire abrégée des drogues simples, par N.-J.–B.-G.
Guibourt, pharmacien, professeur d'histoire naturelle pharmaceutique à l'École de pharmacie de Paris, membre de l'Académie royale de médecine, etc., etc.; 3e édition, corrigée et
considérablement augmentée. Paris, 2 très-forts volumes in–8°,
brochés.   17 fr.

Guibourt. Pharmacopée raisonnée, ou Traité de pharmacie théorique et pratique, par N.-E. **Henry** et G. **Guibourt**, 3e édition,
revue et considérablement augmentée par N.-J.-B.-G. **Guibourt**, professeur d'histoire naturelle pharmaceutique à l'É-
cole de pharmacie de Paris, membre de l'Académie royale de
médecine, de la Société de médecine, etc. Paris, 1840, 1 très-
fort vol. grand in–8° compacte à deux colonnes, avec 22 pl.
gravées. Prix, br.   11 fr.

Hardy et Béhier. Traité élémentaire de pathologie interne. Paris,
tome Ier 1844, 1 vol. in–8°, br.   7 fr.

Cet ouvrage formera 3 vol. le second vol. (*sous presse*);
paraîtra en 1844, et le troisième au commencement de 1845.

Hippocrate. Les Aphorismes, latin et français, par H. **Quénot**
et A. **Vahu**. 1 petit vol. in–32, cartonné à l'anglaise. Prix, 2 fr.

Hutin. Manuel de la physiologie de l'homme, ou Description succincte des phénomènes de son organisation, par Ph. Hutin.
2e édition. Paris, 1 vol. in-18º. Prix, br.   6 fr.

Itard. Traité des maladies de l'oreille et de l'audition, par Itard,
médecin en chef des Sourds-Muets; 2e édition, revue et publiée
par les soins de l'Académie royale de médecine. Paris, 1842,
2 vol. in-8º, br., avec pl.   14 fr.

Jourdan. Traité complet des maladies vénériennes, contenant
l'exposition de leurs symptômes et de leur traitement rationnel,
d'après les principes de la médecine organique, avec l'histoire
critique des théories et des méthodes curatives généralement
reçues, par Jourdan, membre de l'Académie royale de médecine. 2 vol. in-8º, br.   14 fr.

Lachaise. Hygiène physiologique de la femme, ou De la femme
considérée dans son système physique et moral, sous le rapport
de son éducation et des soins que réclame sa santé à toutes les
époques de la vie, par Lachaise. Paris, 1 vol. in-8º, br. 6 fr. 50 c.

Lawrence. Traité des hernies, contenant la description anatomique et l'exposition des symptômes, de la marche et du traitement de ces maladies, par Lawrence; traduit de l'anglais, par
Béclard et Jules Cloquet. Paris, 1 vol. in-8º, br.   7 fr. 50 c.

Legouas (du Loiret). Nouveaux principes de chirurgie, ou éléments : 1º d'anatomie et de physiologie ; 2º d'hygiène ; 3º de
pathologie générale ; 4º de pathologie externe ou chirurgicale ;
5º de thérapeutique, de matière médicale et d'opération de chirurgie; 6e édition, revue, corrigée et augmentée, par Legouas
(du Loiret). Paris, 1 vol. in-8º, broché.   8 fr. 50 c.

Magendie. Précis élémentaire de physiologie, par F. Magendie,
membre de l'Institut, professeur au Collége de France; 4e édition, revue, corrigée et considérablement augmentée. Paris,
2 vol. in-8º, fig., br.   17 fr.

Magendie. Formulaire pour la préparation et l'emploi de plusieurs nouveaux médicaments, tels que la morphine, la codéine,
l'acide prussique, la strychnine, la vératrine, l'éther hydrocy-
anique, le sulfate de quinine. la cinchonine, l'émétine, la sali-
cine, le brome, l'iode, l'iodure de mercure, le cyanure de po-
tassium, l'huile de croton-tiglium, les sels d'or et de platine,
le chlore, les chlorures de chaux et de soude, les bicarbonates
alcalins, la grenadine, le phosphore, l'acide lactique, l'huile
volatile de moutarde, etc., par F. Magendie, membre de l'In-

stitut, professeur de médecine au Collége de France. 7ᵉ édit.,
1 vol. in-12, br. 5 fr.

MARTIN. Études de chimie philosophique, exposé des principes
d'une nouvelle école; conduisant à la solution de toutes les
grandes questions de chimie et de physique, à l'explication de
la vie végétale et animale, de la constitution des corps organi-
sés, des fermentations et des divers phénomènes naturels les plus
intéressants, avec des applications à l'hygiène, la médecine et
l'agriculture, par E. MARTIN. Première partie. Paris, 1842, 1
vol. in-8°. Prix, br. 2 fr. 75 c.

MASSE. Petit atlas complet d'anatomie descriptive du corps humain, par J.-N. MASSE, docteur en médecine, professeur d'a-
natomie. 1 vol. in-18 anglais, composé de 112 pl. et d'un texte
explicatif en regard. Toutes les planches sont dessinées d'a-
près nature et gravées sur acier avec le plus grand soin. Prix :
cartonné à l'anglaise, figures noires. 20 fr.
      Id.   Id.   coloriées. 36 fr.

Le même, avec le Traité d'anatomie de Bayle. 2 vol. cart. à l'angl.,
Fig. noires. 27 fr.
Fig. coloriées. 43 fr.

Le Petit Atlas que nous annonçons est destiné à compléter tous les traités
d'anatomie descriptive, mais plus particulièrement celui de M. Bayle. Dans
ce but nous avons adopté le même format ; et pour qu'il fût conforme à la
cinquième édition de cet ouvrage, nous y avons apporté le même luxe d'exé-
cution.

Ces avantages purement matériels n'ont de prix qu'à la condition de venir
en aide à d'autres éléments bien supérieurs, la vérité dans les objets et la
netteté dans les dessins. Pour obtenir l'un et l'autre nous n'avons reculé
devant aucun sacrifice. — M. Masse, professeur d'anatomie, dont les élèves
connaissent assez la scrupuleuse exactitude, a bien voulu se charger de pré-
parer les pièces et de diriger le dessinateur. Les réductions imposées par le
format n'étant point la moindre difficulté, pour y obvier nous avons eu recours aux ressources bien plus pures mais aussi bien plus dispendieuses
de la gravure sur acier, devant lesquelles nos plus belles iconographies ont
reculé. Plusieurs de nos planches sont consacrées à des coupes d'anatomie chirurgicale qui ne se trouvent même pas dans les grandes collections. Des recherches minutieuses sur le système nerveux et une étude complète sur le
cerveau font de ce Petit Atlas un ouvrage au courant de la science et qui
sera sans doute apprécié des élèves et des praticiens.

MASSE. Anatomie synoptique, ou Résumé complet de l'anatomie
descriptive du corps humain, avec l'exposition succincte de
toutes les aponévroses. 1 vol. in-18 anglais. Prix, br. 3 fr.
Le même, cartonné à l'anglaise. 3 fr. 50 c.

MÉRAT. Nouvelle Flore des environs de Paris, suivant la méthode naturelle, avec l'indication des plantes usitées en médecine. par F.-V. Mérat, membre de l'Académie de médecine; 4ᵉ éd. contenant la cryptogamie et la phanérogamie. 2 vol. gr. in-18, imprimés avec caractères neufs sur deux colonnes, br. 13 fr.

Mérat. Synopsis de la Nouvelle Flore des environs de Paris, suivant la méthode naturelle, par F.-V. Mérat, membre de l'Académie de médecine. 1 vol. in-18, imprimé avec caractères neufs, br. 4 fr. 50 c.

Mérat. Revue de la Flore parisienne, suivie du texte du Botanicon Parisiense de Vaillant, avec les noms linnéens en regard. Ouvrage servant de complément aux quatre éditions et au Synopsis de la Nouvelle Flore des environs de Paris, du même auteur. Paris, 1843, 1 vol. in-8°, br. 5 fr. 50 c.

Nélaton. Recherches sur l'affection tuberculeuse des os. Brochure in-8°, avec pl. 2 fr.

Nélaton. Tumeurs de la mamelle. Br. in-4°. 3 fr.

Nouvel Écorché, statuette en plâtre de 70 centimètres de haut, par M. Eugène Caudron, sculpteur, élève de M. David (d'Angers), et sous la direction de M. J. Fau. Les préparations ont été faites à l'Ecole pratique, par M. Ch. Denonvilliers, chef des travaux anatomiques, qui a bien voulu fournir les sujets. Prix de la statuette. 15 fr.
Emballage très-soigné. 4 fr.

Avec cette statuette l'on donne une explication gravée sur acier représentant la figure au trait sur les quatre faces.

Ollivier. Traité de la moelle épinière et de ses maladies, contenant l'histoire anatomique, physiologique et pathologique de ce centre nerveux chez l'homme, par C.-P. Ollivier d'Angers. membre de l'Académie de médecine. 3ᵉ édition, revue, corrigée et augmentée. 2 vol. in-8°, avec 4 planches, br. 15 fr.

Précis d'un cours complet des sciences physiques et mathématiques, à l'usage des gens du monde et surtout à l'usage des jeunes gens qui se destinent aux divers services publics, aux sciences, aux arts, à l'éducation, etc., rédigé par MM. Chassalon, ingénieur hydrographe de la marine, Didier, professeur des sciences mathématiques, Aug. Duponchel, F. Malepeyre et A. Percheron. 1 vol. grand in-8° à 2 colonnes, et 29 planches gravées avec soin sur acier, br. 7 fr

Précis d'un cours complet des sciences naturelles, à l'usage des gens du monde, des jeunes gens qui se destinent aux sciences, aux voyages, au commerce d'outre-mer, aux consulats, à la médecine, à la pharmacie, aux Écoles des mines et forestière, etc., etc., rédigé par une société de savants et de praticiens, sous la direction de MM. A. Percheron et F. Malepeyre aîné. 1 vol. grand in-8° à deux colonnes, et 46 pl. gravées avec soin sur acier, br.   9 fr.

Raciborski. De la Puberté et de l'âge critique chez la femme, au point de vue physiologique, hygiénique et médical, et de la Ponte périodique chez la femme et les mammifères, par M. Raciborski, D^r en médecine, ex-chef de clinique de la Faculté de médecine de Paris, lauréat de l'Académie royale de médecine, etc. Paris. 1844, 1 vol. grand in-18, br.   6 fr.

Ratier (F.-S.). Nouvelle médecine domestique, contenant : 1° un Traité d'hygiène générale et spéciale ; 2° un Traité des erreurs populaires relatives à la médecine, 3° un Manuel des premiers secours à administrer dans les cas d'accidents pressants ; 4° un Traité de médecine pratique, générale et spéciale ; 5° un Formulaire pour la préparation et l'administration des médicaments ; 6° un Vocabulaire destiné à faciliter l'intelligence des termes techniques, par F.-S. Ratier. 2 vol. in-8°, br.   15 fr.

Rivière. Élément de géologie pure et appliquée, ou Résumé d'un cours de géologie descriptive, spéculative, industrielle et comparative, par A. Rivière, professeur des sciences physiques à l'Université, membre de plusieurs académies nationales et étrangères, etc. 1 vol. in-8° avec 12 pl. noires et coloriées, br. 12 fr.

Rousseau. Introduction à l'étude de la chimie, par E. Rousseau, chimiste manufacturier, préparateur de chimie à la Faculté de médecine. 1 vol. in-18° (*sous presse*).

Sæmmering. Traité des maladies de la vessie et de l'urètre considérées particulièrement chez les vieillards. Ouvrage couronné par l'académie Joséphine de médecine et de chirurgie de Vienne ; traduit de l'allemand sur la 2e édition, avec des notes par M. H. Hollard. Paris, 1824, 1 vol. in-8° br. 3 fr. 50 c.

Straus-Durckeim. Traité pratique et théorique d'anatomie comparative, comprenant l'art de disséquer les animaux de toutes les classes, et les moyens de conserver les pièces anatomiques, par Straus-Durckeim. Paris, 1842, 2 vol. in-8°, avec pl. gravées, pap. fin glacé. Prix, br.   13 fr.

Swediaur. Traité complet sur les symptômes, les effets, la nature et le traitement des maladies syphilitiques ; 7e édition, Paris, 2 vol. in-8° br.   13 fr.

VATEL. Éléments de pathologie vétérinaire, ou Précis historique et pratique de la médecine et de la chirurgie des principaux animaux domestiques, par P. VATEL, professeur de clinique à l'Ecole royale vétérinaire d'Alfort; suivis d'un Formulaire pharmaceutique vétérinaire, et terminés par un Vocabulaire pathologique, contenant les noms anciens et modernes proposés ou employés dans le langage médical vétérinaire. 3 vol. in-8°, avec pl. lithographiées, par RIGOT, et dirigées par Jacob, br. 20 fr.

VELPEAU. Traité complet d'anatomie chirurgicale, générale et topographique du corps humain, ou Anatomie considérée dans ses rapports avec la pathologie chirurgicale et la médecine opératoire, 3e édition entièrement refondue, et en particulier de tout ce qui concerne les travaux modernes sur les aponévroses, par ALF.-A.-L.-M. VELPEAU, professeur à la Faculté de médecine de Paris, chirurgien de l'hôpital de la Charité. 2 forts vol. in-8° et atlas in-4° de 17 pl. gravées, représentant les principales régions du corps, br. 25 fr.

VELPEAU. Manuel d'anatomie chirurgicale, générale et topographique. 1 vol. grand in-18, br. 7 fr.